Dr. med. Michael Worlitschek

Säure-Basen-Haushalt

Wie Sie Ihren Körper wirkungsvoll entsäuern

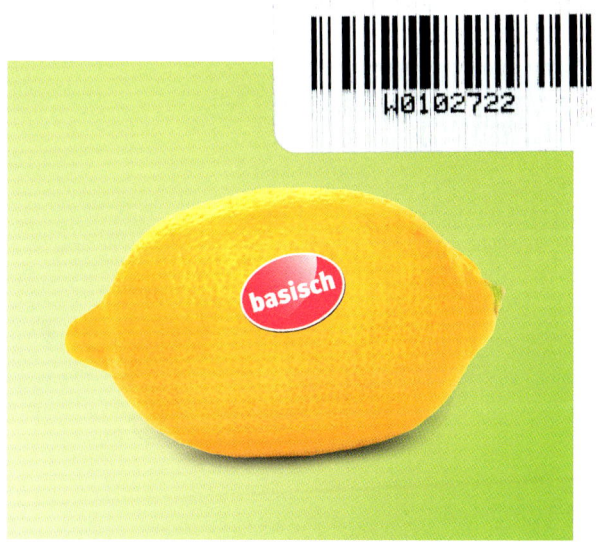

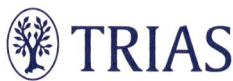

Inhalt

- 6 Vorwort zur aktuellen Auflage
- 8 Vorwort zur 1. Auflage
- 10 Gesundheit durch Säure-Basen-Balance

12 Grundwissen zum Säure-Basen-Geschehen
- 13 pH oder die Kraft des Wasserstoffs
- 16 Spaziergang durch den menschlichen Körper
- 27 Saurer und basischer Stoffwechsel

31 Die Messparameter
- 32 Kennzeichen der Humoraldiagnostik
- 37 Selbstmessung des pH-Wertes
- 39 Laborbestimmungen

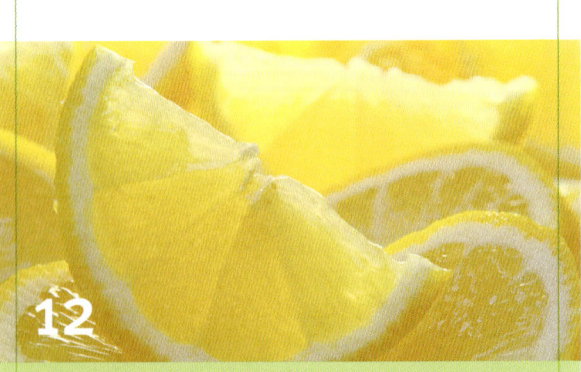

Basisch essen
Die Ernährung ist eine der wichtigsten Säulen der Säure-Basen-Therapie. Doch wie gelingt eine basische Ernährung, die bekömmlich ist und auch noch schmeckt? Hier finden Sie praxiserprobte Hilfen, die Ihnen die Umstellung erleichtern.

INHALT

43 Säure frisst Löcher in die Gesundheit
44 Wie der Säure-Basen-Haushalt und Erkrankungen zusammenhängen

62 Gesundung durch Entsäuerung
63 Ernährungsumstellung

75 Fasten- und Diätkuren

79 Wasser bedeutet Leben und Energie

88 Basische Nahrungsergänzungen und weitere Präparate

100 Entsäuerung durch Milchsäure (Brottrunk-Kur)

103 Praktische Tipps und Rezepte
104 Blockaden der Entsäuerung

108 Entsäuerung durch Sport und Bewegung

113 Basische Grundrezepte

122 So erhalten Sie Ihre Basenkraft

128 Service

Vorwort zur aktuellen Auflage

In meiner Praxis für Allgemeinmedizin beschäftige ich mich nunmehr seit über 25 Jahren intensiv mit dem Säure-Basen-Haushalt im menschlichen Körper. Vielen Patientinnen und Patienten konnte oft durch eine Entsäuerung noch geholfen werden, wo die klassische Medizin an eine Grenze gestoßen war. Kritiker behaupten immer wieder, dass der Körper die Entsäuerung natürlicherweise selbst machen kann. Dies ist völlig richtig, wenn die Voraussetzungen dafür stimmen. Es wird dabei übersehen, dass der Körper nicht unendlich in seinen Funktionen ist, sondern sehr, sehr endlich und sehr verletzlich. Wenn Ernährung, Lebensweise und Vitalfunktionen völlig im Einklang sind, so wird der Körper auch seine Entgiftungs- und Entsäuerungsaufgaben ideal erfüllen können. Die Erfahrung zeigt aber jeden Tag in der Sprechstunde, dass es diesen Idealmenschen fast nicht mehr gibt.

Dem gesellschaftlich propagierten Ideal vom aktiven, sportlichen und gesunden Menschen steht heute vielfach eine Lebensweise gegenüber, die die natürlichen Funktionsmechanismen unseres Körpers behindert. Die Ernährung tendiert sehr oft in die Fast-Food-Richtung, ein schnelles Essen zwischendurch, „der Körper wird's schon richten". Die Menschen bewegen sich im Alltag auch weniger als früher und werden schon aus diesem Grund oft krank. Angesichts des derzeitig völlig überforderten Gesundheitssystems ist dies äußerst bedenklich. Außerdem möchten wir alle fit und gesund durchs Leben gehen, möglichst bis ins hohe Alter.

Vorwort zur aktuellen Auflage

In dieser Neuauflage können Sie nochmals die Grundlagen und Auswirkungen einer sogenannten latenten Azidose, also einer noch vom Körper beherrschbaren Übersäuerung, nachlesen. Ich werde aber immer wieder auf neuere Erkenntnisse hinweisen. Andererseits ist die Biochemie im Menschen unverändert geblieben, auch wenn noch so viele neue Medikamente auf den Markt gekommen sind. Es wird heute gelächelt über „so alte Methoden von Kneipp" oder „das, was die Großmutter schon empfohlen hatte". Diese Methoden sind immer noch sehr wertvoll und hilfreich, genauso wie vor vielen Jahren und Jahrzehnten. Sie erfordern nur etwas Zeit für die Vorbereitung und Anwendung, aber die Hinwendung zum kranken Kind oder Familienmitglied wird sich lohnen.

Die meisten Menschen brauchen jedoch einen gewissen Leidensdruck, ehe sie bereit sind, einen besseren Weg zur Gesundheit zu suchen. Sie haben bereits den ersten Schritt getan, denn Sie halten dieses Buch in Händen und können schon heute beginnen, mehr für sich zu tun. Mir liegt es äußerst fern, zu missionieren; aber ich würde mich freuen, wenn Sie spüren, wie Ihr Körper durch eine einfache Entsäuerung neue Kraft schöpfen konnte und wenn Sie zu einer besseren Lebensqualität gefunden haben.

Waldkirchen, September 2010

Dr. Michael Worlitschek
Facharzt für Allgemeinmedizin
Naturheilverfahren

Vorwort zur 1. Auflage

Von der sauren Erde, vom Waldsterben, von der Umweltbelastung spricht schon fast jeder. Was verbirgt sich eigentlich dahinter? Es sind biochemische Zusammenhänge, die ihre Grundlage im Zusammenspiel von Säuren und Basen haben. In der Intensivmedizin sind diese Tatsachen wohl bekannt. Die Alltagsmedizin befasst sich mit diesem Problem jedoch kaum.

Auf die Frage nach der richtigen Ernährung bekommt der Patient oft gesagt: „Du darfst alles essen, was dir schmeckt!" Dies ist sogar richtig, aber es kommt auf das „Wie und Wieviel" an. Vieles ist unklar, sogar mancher Therapeut weiß keine Antwort. Das von mir im K.F. Haug Verlag erschienene Fachbuch „Praxis des Säure-Basen-Haushaltes" konnte bereits in zweiter Auflage erscheinen. Gespräche mit Kollegen zeigten mir, dass dieser Thematik großes Interesse entgegengebracht wird. Aus diesen Erfahrungen ist die vorliegende Schrift für Patienten entstanden; es soll eine einfache Antwort auf ein oft schwierig erscheinendes Thema versucht werden.

Es ist mein Anliegen, Sie mit einfachen Lebens- und Ernährungsregeln vertraut zu machen, damit Sie in Ihrem jeweiligen Lebensbereich bewusst einkaufen und sich versorgen können.

Das Wort Natriumbicarbonat wird oft vorkommen; es ist ein Stoff, der natürlicherweise im Körper gebildet wird. Bei einer zusätzlichen Einnahme wird deshalb die Natur nachgeahmt, wenn der Körper aus verschiedenen Gründen daran verarmt ist.

Vielen Patienten konnten schon durch das Herausführen aus der chronischen Säurebe- und -überlastung geholfen werden; so soll dieses Wissen auch Ihnen Erleichterung bringen, wenn bisherige Heilmaßnahmen nicht geholfen haben.

Waldkirchen, 1994

Dr. med. Michael Worlitschek
Allgemeinarzt
Naturheilverfahren

Gesundheit durch Säure-Basen-Balance

Du bist, was du isst. Hochleistungssportler und deren Trainer wissen schon lange, wie wichtig die Ernährung für die physische Leistungsfähigkeit ist. Und als Arzt weiß ich natürlich um die Folgen falscher und einseitiger Ernährung. Aber ich weiß auch, dass heute das Überangebot an Genuss- und Nahrungsmitteln eine bewusste, gesunde Ernährungsweise erschwert.

Gab es früher erst kurz vor der Adventszeit Lebkuchen und Christstollen, so stehen heute bereits Ende September die schokoladenen Weihnachtsmänner in den Regalen der Einkaufsmärkte. Und kaum sind diese verkauft, tauchen die ersten Schokoladenosterhasen auf. In den Nachkriegsjahren waren Süßigkeiten noch Mangelware, ebenso selten waren damals die sogenannten Wohlstandskrankheiten: zu hoher Fettgehalt im Blut, erhöhter Harnsäuregehalt, Diabetes mellitus. Noch vor rund 30 Jahren begann der Typ 2 der Zuckerkrankheit als Altersdiabetes bei Menschen von 50–60 Jahren. Heute sind Fälle des Typ 2 schon bei 20- bis 30-Jährigen nicht mehr selten.

Die Ernährung sollte aber die Gesundheit fördern, nicht beeinträchtigen. Denken wir also um, und halten Maß. Genießen können wir trotzdem, und sollen es auch! In der Ernährung ist alles erlaubt, was vertragen wird, aber die Mengenverhältnisse insgesamt müssen stimmen! Ein Zuviel ist einfach ungesund! Es ist wichtig, sich auf die Gesetze der Natur zu besinnen, und auf das Wohlbefinden zu achten, um Krankheiten zu verhindern. Setzen Sie sich das Ziel, gesund zu werden und zu bleiben! Schon jetzt viel Erfolg!

Gesund durch die Jahre. Ich möchte Ihnen einen Weg zu Gesundheit, Fitness und Vitalität zeigen, der Sie auch in späteren Jahren noch „jünger" halten kann. Der biologische Alterungsprozess lässt sich zwar nicht aufhalten, doch Sie können besser, das heißt gesünder, alt werden.

Vom skandinavischen Ernährungsforscher Are Waerland stammt die Aussage: „Wir haben es nicht mit Krankheiten zu tun, sondern mit Fehlern in der Lebensführung. Schaffe diese ab, und die Krankheiten werden von selbst verschwinden." Für ihr Wohlergehen müssen Sie vielleicht manche zur Routine gewordenen Lebens- und Ernährungsgewohnheiten umstellen. Doch das lässt sich sicher einfacher in die Tat umsetzen, als Sie denken.

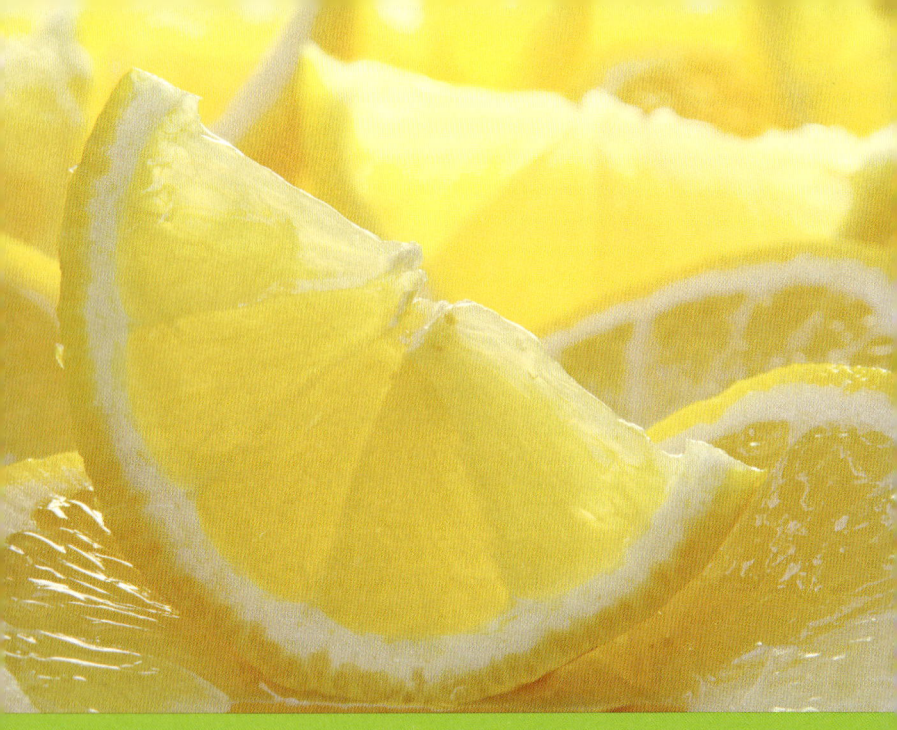

Grundwissen zum Säure-Basen-Geschehen

Was sind Säuren und Basen? Was sagt der pH-Wert aus? Und wie wirkt sich eine saure bzw. eine basische Stoffwechsellage aus? Hier finden Sie die Grundlagen.

pH oder die Kraft des Wasserstoffs

Um den Säure-Basen-Haushalt verständlich zu machen, müssen wir eine allgemeine Messgrundlage benutzen. In der Medizin und der Chemie wird dazu die pH-Skala angewandt.

Mit dieser pH-Skala kann nun der Grad oder die Stärke einer Säure festgelegt werden. Diese Stärke wird bestimmt durch die Fähigkeit einer chemischen Verbindung, Wasserstoffionen (H+) abzuspalten. Bei der Skalenbreite von 0–14 ist 7 der Neutralpunkt. Je stärker eine Säure ist, umso kleiner wird der pH-Wert sein. Von 7–14 ist der Basenbereich, je höher, desto mehr Basen stehen zur Verfügung.

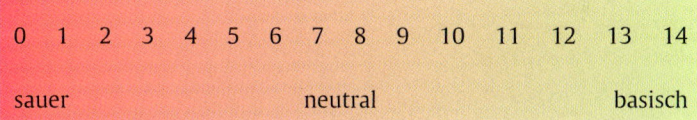

Vereinfachte Darstellung von Säuren: Säuren sind chemische Verbindungen, die sauer reagieren und Wasserstoff (H) enthalten. Vereinfachte Darstellung von Basen: Basen sind chemische Verbindungen, die basisch reagieren und eine Hydroxylgruppe (OH) enthalten.

Säuren und Basen verhalten sich also gegensätzlich, es müssen aber beide als Wechselspieler im Organismus vorhanden sein. Wichtig ist: Treffen ein Säuremolekül und ein Basenmolekül zusammen, so entsteht ein neutrales Salzmolekül, das dem Körper nicht mehr schaden und problemlos ausgeschieden werden kann.

GRUNDWISSEN ZUM SÄURE-BASEN-GESCHEHEN

Säure + Base → Salz + Wasser

Ist aber kein Basenmolekül vorhanden, um das Säuremolekül zu neutralisieren, wird das Salzmolekül im Bindegewebe eingelagert. Dieser Vorgang spielt sich ständig in unserem Körper ab, ohne dass wir es wahrnehmen.

Als häufig vorkommendes Salz soll das Kochsalz, das Natriumchlorid, als Beispiel genannt werden. Chlor für sich ist ein äußerst aggressives, saures Molekül; in Verbindung aber mit dem basischen Molekül Natrium entsteht eine ungefährliche Salzverbindung, die der Körper dringlich braucht. Wir sehen hier eine bedeutsame Wechselbeziehung, die nicht oft genug betont werden kann. Diese Wechselbeziehung gibt es auch in der Natur: Tag und Nacht, Ebbe und Flut, Wärme und Kälte, und eben auch Säuren und Basen.

Bedeutsam ist die Tatsache, dass bei der pH-Messskala ein logarithmischer Zusammenhang besteht. Dies bedeutet, dass bei einem Sprung von pH 7 zu pH 6 die Wasserstoffionen nicht um +1 zunehmen, sondern um den Faktor 10.

Das menschliche Blut hat einen Normal-pH-Wert von 7,35–7,45, der im Extremfall von 7,3 bis 7,8 schwanken kann. Hier ist eine entscheidende Tatsache zu sehen: Der Mensch lebt in einem basischen Bereich und scheint daraus seine Lebenskraft zu schöpfen! Unter und über den Extrem-pH-Werten ist ein Leben nicht mehr möglich.

Ausschlaggebend bei einem gemessenen pH-Wert ist aber die Pufferkapazität, d.h. die Möglichkeit, im Stoffwechsel entstandene oder durch die Nahrung aufgenommene Säuremoleküle durch Puffermechanismen „abpuffern", vorübergehend aufsaugen zu können. Sonst würden sich diese pH-Werte ständig drastisch verändern. Daraus muss gefolgert werden, dass diese Puffersysteme „gepflegt" werden müssen, um einen ideal arbeitenden Stoffwechsel zu erhalten. Findet diese „Pflege" nicht statt, muss der Körper auf eingelagertes Puffermaterial zurückgreifen.

Zu den „sauren" Mineralien zählen Schwefel, Phosphor, Chlor, Jod und Silizium, während die „basischen" Gegenspieler hauptsächlich Natrium, Kalium, Calcium, Magnesium und Eisen sind. Die genannten Mineralien, man kann sie auch Entsäuerungsmineralien nennen, sind normale Bestandteile einer natürlichen Kost. Sie müssen im gesamten Körper, in jeder Zelle anwesend sein, weil sie laufend für Neutralisierungsvorgänge notwendig sind. Bei vielen Menschen haben sich jedoch diese Mineralien verringert, wie wir noch sehen werden.

wichtig

Das Säure-Basen-Gleichgewicht ist Voraussetzung für alle anderen Funktionen. Es ist die Basis für alle Lebensvorgänge im ganzen Organismus und die Grundvoraussetzung für eine gute Gesundheit und die Kraft, im Krankheitsfall rasch wieder zu gesunden.

… GRUNDWISSEN ZUM SÄURE-BASEN-GESCHEHEN

Spaziergang durch den menschlichen Körper

In diesem Abschnitt möchte ich Ihnen die wichtigsten Organfunktionen erklären, damit Sie das Rüstzeug für das nächste Kapitel bekommen. Es ist in der Naturheilkunde wichtig, die Organe im Zusammenhang zu sehen, nicht die Funktion eines einzelnen Organs herauszustellen. Alle Organe sind in ihren Funktionen letztlich voneinander abhängig.

Ein wichtiger Vorgang findet ständig in unseren ca. 100 Billionen Körperzellen statt. In jeder dieser Zellen entsteht bei der Energiegewinnung Kohlensäure. Diese Kohlensäure ist eigentlich eine recht aggressive Säure, die aber sofort von Puffermaterial abgefangen wird – wenn es in ausreichender Menge zur Verfügung steht. Dies ist jedoch nicht immer der Fall; außerdem gibt es oft lange Transportwege, auf denen die gebildeten „Schlackenstoffe" abtransportiert werden müssen, lange Wege, auf denen leicht etwas „hängen bleiben" kann.

Die Arbeit der Verdauungsorgane

Bei der Beschäftigung mit der Ernährung werden wir sehen, dass die zugeführte Nahrung noch lange nicht die Ernährung darstellt. Der österreichische Arzt Dr. Franz Xaver Mayr (1875–1965) hatte die Menschen intensiv beobachtet und herausgefunden, dass viele Krankheiten ihre eigentliche Ursache in krankhaften Verdauungsabläufen haben. Dabei ließen sich bereits entstandene Krankheiten durch Heilung der Verdauungsabläufe bessern oder auskurieren. Von ihm stammt der Kernsatz der Ernährung:

Ernährung ↔ Nahrung x Verdauungskraft

Ernährung ist also nicht direkt mit der zugeführten Energie (Nahrungsmittel) gleichzusetzen, sondern sie ist eine Funktion der Verdauungskraft, das heißt der Art und Weise, wie eine Nahrung zu der Essenszeit von den Verdauungsorganen verarbeitet werden kann. Und diese Verdauungskraft ist nicht nur abhängig vom Funktionieren der Verdauungsorgane, sondern vom ganzen Menschen, insbesondere vom Nervensystem. Die Verdauung ist ein Mechanismus, der vom unbewusst arbeitenden Nervensystem gesteuert wird. In dieses Nervensystem greifen alle negativen Einflüsse ein – Ärger, Stress, Hetze, allgemeines Unwohlsein.

Der Volksmund hat so manches Sprichwort geprägt: „Es liegt mir wie ein Stein im Magen", „dem läuft die Galle über". Medizinisch kann dies mit der oben genannten Formel erklärt werden. Die wichtigsten Ernährungsfehler können Sie im Abschnitt Ernährungsumstellung (siehe S. 30) nachlesen. Es ist wichtig, sich diese Zusammenhänge zu verdeutlichen; so mancher wird dann wohl sagen: „Ja, jetzt ist mir klar geworden, warum ich damals plötzlich Bauchschmerzen hatte und wie ich einige Zeit danach meine Rückenschmerzen bekam."

Magen

Jeder mag schon einmal Sodbrennen verspürt haben. Woher kommt das? Der Magen hat in seinem Mittelteil die Belegzellen, die die zur Verdauung notwendige Salzsäure bilden. In einer biochemisch wichtigen Reaktion wird aus Kochsalz, Kohlensäure und Wasser Salzsäure und Natriumbicarbonat (= Natriumhydrogencarbonat) gebildet. Die Salzsäure geht in das Mageninnere, während das Natriumbicarbonat über den Blutweg abtransportiert wird. Der Säureforscher Sander hat dies schon erklärt: „Die entstehende Flut von Natriumbicarbonat, die sofort ins Blut übergeht, würde zur schwerwiegenden Alkalose führen, wenn nicht die basenliebenden Organe – Leber, Gallenblase,

Bauchspeicheldrüse, Dünndarmdrüsen – diese Basenflut aufnehmen würden. Wenn diese Organe mehr Basen zur Verdauung benötigen, muss der Magen mehr Natriumbicarbonat herstellen, zugleich entsteht aber eine übermäßige Salzsäureproduktion. Diese macht sich im Symptom ‚Sodbrennen' bemerkbar."

Basenliebende Organe

Die basenliebenden Organe sind: Speicheldrüsen des Mundes, Leber, Gallenblase, Bauchspeicheldrüse, Drüsen des Zwölffingerdarms und Drüsen des Dünn- und Dickdarms. Dabei werden innerhalb von 24 Stunden folgende Säftemengen gebildet:
- 1,5 Liter Speichel
- 2,5 Liter Magensaft
- 0,5–1,5 Liter Galle
- 0,7 Liter Bauchspeichel
- 3 Liter Darmdrüsensaft

> ## WISSEN
>
> ### Die pH-Werte der verschiedenen Körperflüssigkeiten
>
> | | |
> |---|---|
> | Magensaft | 1–2 |
> | Scheidenflüssigkeit | 4 |
> | Urin | 5–8 |
> | Speichel | nicht unter 6,3 |
> | Blut | 7,35–7,45 |
> | Galle | 7,5–8,8 |
> | Sperma | 7,5–8 |
> | Bauchspeichel | 7,5–8,8 |
> | Zwölffingerdarmsaft | 8 |
> | Fruchtwasser | 8–8,5 |

Darm

Nach dem Magen gelangt der Speisebrei in den Zwölffingerdarm und weiter in den Dünndarm. Im Idealzustand herrscht eine Harmonie zwischen den Verdauungssäften und den notwendigen Darmbakterien, es besteht eine Symbiose. Normalerweise wird der Speisebrei im Dünndarm mithilfe der Verdauungssäfte problemlos verarbeitet. Der Dünndarm selbst ist frei von Bakterien, erst im Dickdarm besteht eine körpereigene Bakterienflora. Aber durch chronische Störungen kann es zu einem Aufsteigen der Bakterien kommen, auch zum Auftreten von Candida-Pilzen. So ist einer krankhaften Gärung im Dünndarm jetzt die Möglichkeit geboten, der Darm stellt gewissermaßen einen Gärbottich dar. Es kommt zur Bildung von Fuselalkoholen, die Schwindel wie bei einer Trunkenheit hervorrufen. Die Candida-Pilzbelastung ist schon fast zu einer Volksseuche geworden, sie gänzlich zu beseitigen ist fast nicht mehr möglich, aber bei entsprechend zuckerarmer Ernährung können sie „geduldet" werden.

Die Darmzotten sind klüger als ihr menschlicher Besitzer: Sie verweigern die Aufnahme von Säuren. Daher kann nach dem Verzehr einer säurereichen Mahlzeit Durchfall auftreten. Die Darmzotten schalten beim Auftreten der starken Säuren ab, und so verlässt der Stuhl uneingedickt den Darm.

Im Alltag tritt häufig Durchfall auf, vor allem nach Festtagen. Wenn man überlegt, was an Festtagen an sauren Lebensmitteln und was alles durcheinander gegessen wird, so bleiben als Endresultat nur Säuren übrig. Denken Sie auch an einen Kindergeburtstag! Es ist dann sinnvoller, den Darm zu entleeren, als ein Medikament zu nehmen, das die Darmtätigkeit blockiert. Der Durchfall ist im Grunde ein Notventil, um den ganzen Körper vor erheblicher Allgemeinerkrankung zu schützen. Über die Selbstvergiftung vom Darm aus wurde schon relativ früh von Pirlet wissenschaftlich gearbeitet. Bei Rheumaerkrankungen wird heute bereits darüber diskutiert, ob die Entstehungsursache im Darm liegen könnte.

GRUNDWISSEN ZUM SÄURE-BASEN-GESCHEHEN

▼ Die Organe, die an den Verdauungsvorgängen beteiligt sind.

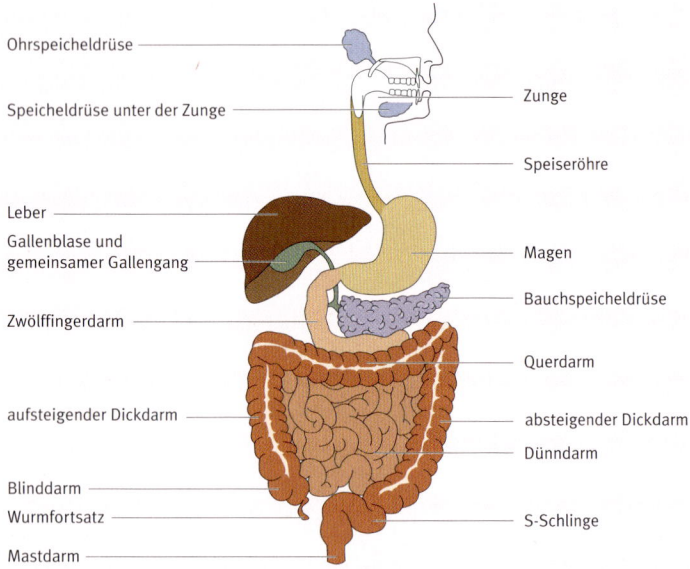

Gärungsvorgänge sind leider bei vielen Menschen häufig. Statt der geordneten Verwertung eines guten Lebensmittels kann eine krankhafte Gärung mit all ihren Nachteilen entstehen. Schon F.X. Mayr sprach zu seiner Karlsbader Zeit (1920–1935), als unter anderem Adenauer bei ihm zur Kur war, „von dem großen Bauch als Quelle der Säure im Blut".

Lokale Darmstörungen haben auch Auswirkungen auf die sie umgebenden anatomischen Gebilde. So können Nervenreizungen auftreten, die sich nach außen fortbreiten und dann Rückenschmerzen oder einen Hexenschuss verursachen.

Ein indisches Sprichwort sagt: „Du sollst deinen After genauso pflegen wie deinen Mund." In unserer verklemmten Zeit ist dies ein befremdender Satz, aber die Zahl der Enddarmkarzinome spricht eine deutliche Sprache. Stuhlgang haben heißt noch lange nicht, dass alles ausgeschieden wird, was nicht mehr in den Darm hineingehört.

Die Aufgaben des Blutes

Das Blut transportiert alle für uns lebenswichtigen Stoffe: Nährstoffe, Vitamine, Mineralien und Sauerstoff. Außerdem befördert es Abfallstoffe zu den Nieren und Kohlensäure zur Lunge. Verfügt der Körper nicht über genug Wasser, wird das Blut dickflüssiger und kann nicht mehr in die feinsten Haargefäße (Kapillaren) einfließen. Dann erreicht auch der Sauerstoff wichtige Zellen nicht mehr, was schwerwiegende Folgen nach sich ziehen kann.

Der pH-Wert des Blutes liegt in einem sehr engen, deutlich basischen Bereich von 7,35–7,45. Würde dieser Wert unter 6,8 sinken, hätte das unseren Tod zur Folge. Um den pH-Wert des Blutes konstant zu halten, verfügt unser Köper über Pufferkapazitäten. Diese Systeme können ihre Funktion allerdings nur erfüllen, wenn ein ausreichendes Maß an basischen Mineralien vorhanden ist, um einen Säureüberschuss zu neutralisieren. Anderenfalls muss der Körper auf eingelagertes Puffermaterial zurückgreifen, beispielsweise auf Calcium aus den Knochen, was die Osteoporose nach sich ziehen kann.

Die Elemente Natrium, Kalium, Calcium, Magnesium und Eisen haben in Verbindungen – wie sie auch in einer natürlichen Kost vorkommen – basischen Charakter. Diese sogenannten Entsäuerungsmineralien müssen in jeder einzelnen Körperzelle zu Neutralisierungsvorgängen vorhanden sein.

Die Lunge als Regulator

Der Körper hat die Möglichkeit, im Stoffwechsel entstandene oder durch die Nahrung aufgenommene Säuremoleküle abzupuffern, also vorübergehend aufzusaugen. Die in den Zellen entstandene Kohlensäure ist an das Puffersystem des Blutes gebunden und wird über die Lunge abgeatmet. Diese Aufgabe kann die Lunge umso besser erfüllen, je tiefer und bewusster geatmet wird. Jeder flotte Spaziergang fördert eine tiefe Atmung! Mit der Atmung besteht also eine weitere Möglichkeit, einen Säureüberschuss zu vermindern. Rutscht der pH-Wert des Blutes in den sauren Bereich, atmen wir unwillkürlich tiefer und schneller als normal. Dabei werden die gasförmigen Säuren in Form von Kohlendioxid über die Lungen ausgeschieden.

Die Aufgabe der Nieren

Die paarig angelegte Niere ist das Zentralorgan für die Ausscheidung nicht flüchtiger Säuren. Dafür stehen ihr gleich fünf Mechanismen zur Verfügung. Die Niere ist somit die wichtigste Station, um überschüssige Säuren auszuscheiden. Jeden Tag werden 1 800 Liter Blut zur Filtration durchgepumpt. In den winzigen Nierenkelchen werden alle Gift- und Abfallstoffe abgefiltert und schließlich mit dem Urin weggespült. Dazu gehören natürlich auch die überschüssigen Säuren.

Doch auch die Leistungsfähigkeit der Nieren ist begrenzt. Nach Krankheiten oder Vergiftungen können sich die Nieren rasch erschöpfen. Und die zunehmende Zahl der chronisch Nierenkranken beweist die ständige, chronische Überforderung.

Die Leber als biochemisches Zentrum

Die Leber gehört wie Gallenblase, Bauchspeicheldrüse und Dünndarmdrüsen zu den basenliebenden Organen. Und obwohl viele sie als die „chemische Fabrik des Körpers" bezeichnen, wurde ihr keine so große Bedeutung beigemessen wie den Nieren oder der Lunge. Neueren Untersuchungen zufolge ist aber die Leber ein wichtiges Organ für die pH-Regulation. Denn in der Leber wird Harnstoff hergestellt, der Stickstoffmoleküle, also Eiweißbestandteile neutralisiert. Das bei diesem Prozess verbrauchte Natriumhydrogencarbonat kann bei bestimmten Stoffwechselsituationen in der Niere eingespart werden. Hier besteht also eine ständige Rückkopplung der Organe, ein Einsparvorgang, der ein wichtiges biologisches Geschehen darstellt. Die Leber ist in der Gesamtheit fähig, pro Tag ca. 10 000–24 000 mmol Protonen zu entgiften. Da die Nieren eine tägliche H^+-Ionen-Elimination (Protonen) von 50–100 mmol zu leisten vermögen, entspricht die stündliche Entgiftungsleistung der Leber in etwa der Entgiftungsleistung der Nieren an einem ganzen Tag.

Das Bindegewebe als Säurespeicher

Es ist das große Verdienst des österreichischen Forschers Pischinger, das System der Grundregulation des Bindegewebes entdeckt zu haben. Dieses System ist die Funktionseinheit der Gefäßendstrombahn, der Bindegewebszellen und der nervösen Endbahnen. Es ist in seiner Gesamtheit unser größtes Organ. Das gemeinsame Arbeits- und Informationsmedium dieser drei Bestandteile ist die sogenannte extrazelluläre Flüssigkeit. Angeschlossen sind die Lymphgefäße und die Lymphorgane. Der Körper verfügt damit über ein wunderbares Informations- und Transportsystem. Die „Verständigung" erfolgt über das Blut und die Lymphe, durch chemische Botenstoffe wie Hormone oder auch über elektromagnetische Signale. Informationen können in Bruchteilen von Sekunden durch den Körper eilen und entsprechende Reaktionen in Organen, Muskeln und Gefäßen hervorrufen.

Das Bindegewebe hat unterschiedliche Funktionen; alle Zellen und Funktionsbestandteile sind jedoch eingebettet in eine Matrix, die wiederum aus einer Grundsubstanz und Stützfasern besteht. Die Grundsubstanz enthält neben den Nährstoffen hauptsächlich Wasser. Die aus Kollagen bestehenden Stützfasern sind in einem biochemisch ausgeglichenen Säure-Basen-Zustand relativ schmal. Durch die Einlagerung von Säuren quellen diese Fasern aber auf, wodurch die Matrix als Transitstrecke der Ver- und Entsorgung von den Blutkapillaren zu den Funktionszellen stark beeinträchtigt wird. Es kommt gleichsam zum Stau, das Gewebe quillt infolgedessen noch weiter auf.

Das Bindegewebe gilt heute als Zwischenlager für Ausscheidungsprodukte des Stoffwechsels. Leider wird es oft zum Endlager und führt dann zu Übersäuerungszuständen. Dazu zählen Lymphstau in den Oberschenkeln (Cellulitis) sowie Muskelverspannungen in Schultern und Oberarmen.

Stoffwechselschlacken

Zum Thema „Was versteht man unter Stoffwechselschlacken" hat sich Professor Pirlet, ein ehemaliger Ordinarius für Innere Medizin und Rheumatologie in Frankfurt, wie folgt geäußert: „Schlacke ist das Abfallprodukt bei der Verbrennung von Kohle. Hochofenschlacke ist der Abfall beim Erzschmelzen. In übertragenem Sinn sind Körperschlacken die ausscheidungspflichtigen Zwischen- und Endprodukte des Stoffwechsels. Bei der bakteriellen Zersetzung unverdauter Nahrungsstoffe entstehen teilweise hochgiftige Stoffe, deren Giftwirkung auf Zellen, die Leber, das Blut, die Nerven, das Immunsystem, das Fortpflanzungssystem übergehen kann. Überreichlich zugeführte Nahrung muss ebenfalls irgendwo eingelagert werden, das Bindegewebe verschlackt. Beim Muskel- und Knochengewebe sind lange Saftspalten beim Abtransport von Schlacken zu überwinden, die Einschlackung als Wegbereiter der Arthrose beginnt schon in frühen Jahren."

Die Fettzellen

Auf einige Zellen des Bindegewebes würden viele Frauen liebend gerne verzichten, auf die Fettzellen. Und doch sind auch diese Zellen unverzichtbar, sie sind absolut notwendig für die Funktion der Matrix. Denn Fett ist ein Wärmespeicher, umhüllt Organe und schützt vor Erschütterungen. Die Zahl der Fettzellen bleibt über viele Jahre gleich, ihre Füllung kann sich aber verändern. Auch die Verteilung ist bei Mann und Frau unterschiedlich; Frauen speichern grundsätzlich mehr Fett als Männer, und das verstärkt an Oberschenkeln, Gesäß und Hüften. Da die weibliche Bindegewebsstruktur außerdem sehr dehnungsfähig ist, können sich die ungeliebten Fettpölsterchen gut ausdehnen.

Die Fibroblasten

Bauarbeiter gibt es auch im menschlichen Körper: im Bindegewebe sind es die Fibroblasten. Sie stellen die verschiedenen Fasern her, zum Beispiel Sehnen und Bänder, Bandscheiben oder den Meniskus im Kniegelenk. Diese Fibroblasten produzieren auch Enzyme, die überschüssiges Baumaterial wieder abbauen. Der Körper kann also durch körpereigene Enzyme Entzündungszustände selbst wieder auflösen. Um den Heilungsprozess bei einer Entzündung oder einer Verletzung zu beschleunigen, können wir auch mit der Einnahme von Enzymen nachhelfen.

Die Mastzellen

Diese Zellen sind vorwiegend in der Haut, in den Atemwegen, in Teilen des Gehirns, im Darm und auch im Speichel zu finden. Sie können

Gewebestoffe freisetzen, besonders das Histamin. Es erweitert im günstigsten Fall die feinen Haargefäße und bewirkt so eine bessere Durchblutung und eine Hautrötung. Im ungünstigen Fall provoziert das Histamin eine allergische Reaktion, die vom einfachen Augentränen bis hin zu einer allergischen Schockreaktion reichen kann.

Eiweißspeicher Bindegewebe

Die Grundsubstanz des Bindegewebes dient auch als Eiweißspeicher. Proteoglykane nennt man die dafür zuständigen Baustoffe, die alle vier Nährstoffe – Zucker, Eiweiß, Fett und Wasser – speichern können. Prof. Dr. med. Lothar Wendt hatte festgestellt, dass sich durch erhöhten Eiweißkonsum die Basalmembran verdickt. Die Basalmembran ist eine glasklare, aus Gitterfasern und reiner Kittschicht bestehende Grenzschicht zwischen Bindegewebe und Nichtbindegewebe, wie beispielsweise Muskelfasern. Eine Verdickung dieser Basalmembran erschwert den gesamten Stoffwechseltransport erheblich. Dr. Wendt hatte diese Tatsache auch für die Entstehung der Zuckerkrankheit mit verantwortlich gemacht. Um das für den Energiestoffwechsel notwendige Molekül Glukose durch die verdickte Basalmembran zu schleusen, ist ein höherer Druck notwendig. Dadurch häuft sich Glukose vermehrt im Blut an. Andererseits wird der Abtransport der entstandenen Stoffwechselschlacken gestört, worauf man die Entstehung des Weichteilrheumas zurückführen kann.

Saurer und basischer Stoffwechsel

Ob der Stoffwechsel sauer oder basisch ist, wirkt sich nicht nur auf die Organe und Körperfunktionen aus, sondern auch auf das Wohlbefinden, die Leistungsfähigkeit und die Stimmung. Nicht umsonst sagt man: „Ich fühle mich ausgelaugt" oder „Ich bin sauer".

Einteilung der Übersäuerungszustände

Zur Übersicht über den Schweregrad der Übersäuerung dient folgende Stadieneinteilung:

- Idealzustand: Im Idealzustand, bei dem das Blut im Säure-Basen-Gleichgewicht und auch im Gewebe noch nichts Krankhaftes festzustellen ist, befindet sich eigentlich nur der frisch geborene Säugling, der einen völlig unbelasteten Schwangerschaftsverlauf hinter sich hat.
- Unterschwellige Übersäuerung: Dieser Zustand ist für die meisten bereits Alltag, es besteht eine Minderung der Pufferbasen im Blut ohne pH-Veränderung.
- Akute Übersäuerung: Ein Patient mit einer akuten Infektion ist beispielsweise in einem akuten Übersäuerungszustand. Die Ausscheidungsorgane (Nieren, Darm, Atemwege) arbeiten auf Hochtouren, um durch Entzündungen, Katarrhe, Fieber und andere Ausscheidungsvorgänge (Erbrechen, Durchfall, Harnflut) Gifte auszuscheiden.
- Chronische Übersäuerung: Diese Erscheinungsform liegt beispielsweise beim chronischen Rheumapatienten vor. Abbaukrankheiten sind hier zu finden oder werden noch von diesem Stadium aus-

gehen. In der Langzeitbeobachtung zeigt sich leider sehr deutlich, dass der Mensch zwar viel an Reserven mitbekommen hat, sich aber auch die stärksten Reserven erschöpfen können. Es wird dann „aus heiterem Himmel" eine lebensbedrohende Krankheit festgestellt, die auf dem Boden einer unterschwelligen Übersäuerung vorbereitet und durch einen kleinen Anlass ausgelöst wurde.

Wechselwirkungen im Säure-Basen-Haushalt

Der bekannte Säureforscher Friedrich Sander hatte in seinem Lehrbuch „Der Säure-Basen-Haushalt des menschlichen Organismus" (erschienen im Hippokrates Verlag 1953) bereits die verschiedenen Wechselwirkungen herausgestellt, die sich täglich aufs Neue bestätigen und die wichtige Zahnradfunktion untermauern.
- Die Zufuhr von Säuren und Basen über die Nahrung,
- die Bildung von normalen Stoffwechselausscheidungsprodukten,
- die Bildung von krankhaften Stoffwechselausscheidungsprodukten,
- die Ausscheidung von Säuren und Basen über Niere und Darm,
- die Ausscheidung von Kohlensäure über die Lunge,
- die stoffwechselangepasste Bildung von Salzsäure und Natriumhydrogencarbonat im Magen,
- die Beschaffenheit und das Fassungsvermögen der Depots für Säuren und Basen,
- die Regulation all dieser Funktionen und Organtätigkeiten.

Aus diesem Zusammenspiel ergeben sich Beeinflussungen jeder Zelle und jedes Organs. Die folgende Tabelle zeigt eindrucksvoll, wie ein saurer Stoffwechsel die Gesundheit verändern kann, und wie ein basischer Stoffwechsel (dies entspricht dann einer Entsäuerungsphase) den Normalzustand wieder herbeiführen kann.

Erklärt werden müssen noch Sympathikus und Parasympathikus. Diese beiden Nervensysteme gehören zu unserem unbewussten Nervensteuerungssystem. Der Sympathikus ist der Anteil, der auf alle Veränderungen um uns herum reagiert, er ist der „Stressmanager", der „Flucht, Angriff und Abwehr" organisieren muss. Der Parasympathikus ist dagegen das genaue Gegenteil, auch der Gegenspieler des Sympathikus genannt. Er ist der beruhigende Anteil, er regelt die Verdauung, er baut Körperkräfte wieder auf. Und die Beruhigung ist entscheidend abhängig vom Vorhandensein basischer Mineralstoffe. Die Verdauung beruhigt sich, dadurch erfolgt eine Beseitigung von Fehl-

Wechselwirkungen im Säure-Basen-Haushalt.

	saurer Stoffwechsel	basischer Stoffwechsel
vegetative Nerven	Sympathikus erregt	Parasympathikus erregt
Temperatur	Fieberanstieg	Fieberabfall
Blutdruck	erhöht	erniedrigt
Blutzucker	erhöht	erniedrigt
Stoffwechsel	Anstieg	Abfall
Schlaf	Wachsein	Müdigkeit
Entzündung	erhöht	vermindert
Lymphgewebe	vermehrt	vermindert
Strahlenempfindlichkeit	erhöht	vermindert
Leistungsfähigkeit	rasche Ermüdung	große Ausdauer
Stimmung	oft gedrückt	oft gehoben
Gefäße	enggestellt	weitgestellt
Histamin = Allergiebereitschaft	aktiv	gebunden

verdauung, die meist Säuren bildet, und die wichtige, erholsame Funktion des Schlafes kann dem Menschen wieder zu einer „normalen = besseren" Gesundheit verhelfen.

Blockaden der Energiegewinnung

Ein großer Teil unserer Energiegewinnung läuft über die „Zuckerverbrennung", also die Verarbeitung des Glukosemoleküls. Dabei entsteht eine ganze Energiekaskade, die idealerweise im Zitronensäurezyklus endet.

- **Zu wenig Sauerstoff:** Fehlt Sauerstoff, weil wir uns nicht ausreichend bewegen, durch Müdigkeit zu flach atmen, wenn wir unser Atemzentrum durch Alkohol und Medikamente betäuben und dadurch keine oder zu wenig frische Luft in unsere Lungen pumpen, so ist ein erster Schritt dieser Energiegewinnung gestört. Die Sauerstoffversorgung wird auch durch eine Herzerkrankung oder Altersherzschwäche beeinträchtigt.
- **Die Einheit von Zucker und Fett:** Eine Störung tritt auch ein, wenn zu viele Zuckermoleküle mit zu vielen Fettsäuremolekülen zusammenkommen: Beispielsweise bei einer fettreichen Mahlzeit mit einem schönen Stück Sahnetorte als Dessert hemmen die Fettsäuren den Abbau der Zuckermoleküle. Es bilden sich große Mengen Milchsäure.
- **Alkohol:** Zu viel Alkohol führt zu vermehrter Bildung von Essigsäure, die sich am nächsten Tag durch eine Müdigkeit in allen Muskeln bemerkbar macht. Erst wenn die lähmende Essigsäure abgebaut und ausgeschieden wurde, lässt der typische Kater nach.
- **Vitamin B$_1$:** Mangelt es an Vitamin B$_1$, muss der Körper auf einen Hilfsstoffwechsel umschalten, den „anaeroben" (ohne Sauerstoff) Energiestoffwechsel. Dieser liefert aber nur 8 Prozent der Energie des „aeroben" (mit Sauerstoff) Stoffwechsels. Dabei fällt zusätzlich Milchsäure an, die zwar über die Leber wieder abgebaut wird, aber den Körper zunächst in ein krankhaftes Energiedefizit bringt.

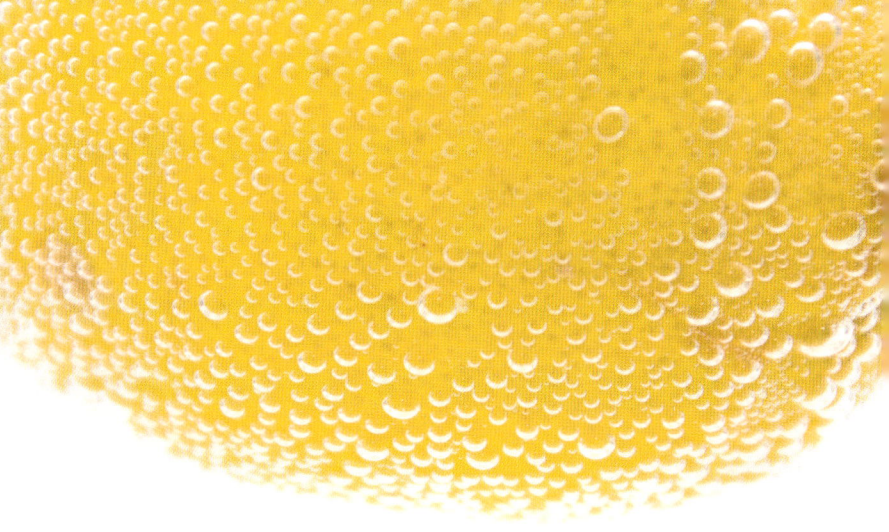

Die Messparameter

Es gibt verschiedene Möglichkeiten, den Säuregehalt im Körper zu bestimmen. Erste Hinweise auf eine mögliche Übersäuerung gibt z. B. das Aussehen der Haut.

DIE MESSPARAMETER

Kennzeichen der Humoraldiagnostik

Humoraldiagnostik heißt, aus dem Zustand der Körpersäfte eine Diagnose über die Körperbeschaffenheit zu stellen. Es gibt dazu einige Kennzeichen, die jeder an sich oder an anderen beobachten kann.

Bei der Behandlung von Hauterkrankungen bestätigt sich immer wieder die alte Erfahrung, dass die Haut der Spiegel des Blutes, oder anders ausgedrückt, des Funktionszustands der inneren Organe ist. Dies bedeutet, dass in den meisten Fällen erst eine kausale Behandlung des Gesamtorganismus zu einer Heilung einer Hauterkrankung führen kann.

Wie sieht die Haut aus?

Hautfarbe. Idealerweise hat ein Mensch mit weißer Hautfarbe eine leicht rosafarbene Haut, wie wir es bei gesunden Kindern und Säuglingen beobachten können. Die häufigen Verfärbungen der Haut Erwachsener deuten auf Funktionsstörungen bzw. Erkrankungen hin.

Oberfläche der Haut. Eine gesunde Haut ist rosig, samtartig, weich, glatt, glänzend und rein. Ein Aussehen, das heute von den meisten Frauen – auch beeinflusst durch entsprechende Werbung – gewünscht wird. Entspricht das Aussehen nicht oder nicht mehr diesen Anforderungen, so versprechen die Erzeugnisse der Kosmetikindustrie oder die Mittel der kosmetische Chirurgie Hilfe. Doch damit werden nur Symptome und keine Ursachen bekämpft!

Was die Hautfarbe aussagt.

Farbe der Haut	Zeichen für
blass-weißlich	Blutarmut, Zusammenziehen der feinen Bluthaargefäße
rot-blaurötlich	Zyanose (Abnahme des Sauerstoffgehaltes), Erweiterung der feinen Haargefäße
graufahl, schmutziggrau	chronische Verstopfung, chronische Selbstvergiftung (aus dem Darm), Missbrauch von Abführmitteln und Nikotin
gelblich	Einlagerung von Gallenfarbstoff, also Zeichen für Erkrankungen von Leber und Gallenblase
grünlich	akute Giftüberlastung, z.B. bei beginnendem Infekt, bei plötzlicher Magen-Darm-Erkrankung
bräunlich-fleckig (unter den Augen, unter den Brüsten, in den Achselhöhlen)	Schadstoffe (Eiweißfäulnisprodukte), die über den Schweiß ausgeschieden werden
Pigmentveränderungen oder Warzen bei älteren Menschen	Schadstoffe (Eiweißfäulnisprodukte), die über den Schweiß ausgeschieden werden

Ich möchte Ihnen hingegen zeigen, wie Sie auf eigentlich ganz einfache Weise vieles an Ihrer natürlichen Gesundheit erhalten und auch wieder erreichen können.

Tonus der Haut. Die Haut sollte sich dank ihres dichten, prall-elastisch gespannten Gewebes fest an den Körper anschmiegen. Hebt man seitlich unter dem Auge (am Jochbogen) mit zwei Fingern eine Hautfalte ab, so sollte die Haut mit einem gesunden, vitalen Gewebe die Falte umgehend wieder verschwinden lassen. Gleichermaßen kann man auf dem Handrücken eine Hautfalte abheben. Auch diese sollte sich sofort wieder glätten. Bleibt die Falte stehen, ist dies ein Hinweis auf eine leichte bis schwere Austrocknung. Sie leiden dann an akutem Wassermangel.

Bei älteren Menschen gehört die Handprobe für mich zur Routineuntersuchung, um eine Austrocknung festzustellen. Es kann nicht oft und eindringlich genug betont werden: Trinken Sie doch bitte mehr Wasser!

wichtig
Machen Sie bei sich selbst diese einfache Probe: Heben Sie mit Daumen und Zeigefinger eine Hautfalte auf dem Handrücken ab. Wenn die Haut sich anschließend nicht sofort wieder glättet, müssen Sie mehr trinken!

Haare

Das gesunde Haar ist seidig glänzend, elastisch, von lebhafter Farbe, anschmiegsam und meist leicht gewellt. Der Zustand des Haares hängt aber vom Zustand der Körpersäfte ab, die die Haarpapillen und die Haaröl produzierenden Drüsen versorgen. Je nach Schädigungsdauer und -intensität fetten die Haare zuerst rasch und werden dann strähnig und schmutzig. Später wird das Haar trocken, struppig, spröde, glanzlos, schließlich treten Schuppen auf. Im weiteren Verlauf wird das Haar dünner, die Spitzen spalten sich und die Haare können sogar ausfallen.

Viele Frauen klagen heute über Haarprobleme, denn das Haar zeigt relativ früh eine Übersäuerung an.

Nägel

Gesunde Nägel sind kräftig, elastisch, glatt, glänzend, gut gewölbt und oval mit ausgeprägtem weißen Mond. Längsverdickungen sind ein

Zeichen für die starke Verunreinigung des Blutes mit Reizstoffen. Querverdickungen bedeuten zeitweise Lähmungszustände mit Mangelproduktion der Nagelfalz. Zersplittern oder leichtes Einreißen der Nägel weisen auf einen Mineralstoffmangel hin, speziell Calcium und Kieselsäure.

Augenbindehaut

Blässe der Augenbindehaut weist meist auf Blutarmut hin, eine hochrote Verfärbung ist ein Entzündungszeichen. Dies kann sowohl durch äußere Einflüsse bedingt sein (unpassende Brille, Fernsehen, Zugluft, Zigarettenrauch) als auch durch innere.

Mit der Tränenflüssigkeit können Säuren und Giftstoffe ausgeschieden werden, die dann die Augenbindehaut reizen können. Auch die Tränenstraße selbst kann aufschlussreich sein. Ein bräunlich verfärbter Hautstreifen, der vom Außenwinkel des Auges nach seitwärts führt, entsteht durch die Tränenflüssigkeit, die während des Schlafs abfließt. Morgendliche Verkrustungen am Innenwinkel des Auges beruhen darauf, dass es während des Schlafs zur Auskristallisation von Ausscheidungsprodukten gekommen ist.

Mundbereich

Beim normalen Mund ist die Mundspalte gerade, die Mundwinkel von Ober- und Unterlippe sind deutlich sichtbar. In einer ersten Vergiftungsphase rollen sich die Lippen nach außen, wobei das Lippenrot vermehrt sichtbar wird. Bei einer fortschreitenden Vergiftung wird der Mund schmal und dunkel gefärbt, später wird nur noch ein „Mundspalt" zu sehen sein.

Die Zunge sollte klein (ohne Schwellung), gleichmäßg rosarot, feucht und ohne Belag sein. Eine trockene Zunge weist auf den Lähmungs-

DIE MESSPARAMETER

zustand der Speicheldrüsen hin. Ist der Mund ganz trocken, dann fehlen bereits 2–3 Gläser Wasser. Ein dicker, weißer oder gelblicher Belag findet sich bei übermäßigem Nikotingenus und ausgeprägten Störungen im Magen-Darm-Kanal. Eine hochrote Zunge mit Rissen und Zerklüftungen lässt auf eine starke Übersäuerung schließen.

wichtig
Betrachten Sie regelmäßig Ihre Zunge im Spiegel. Hier können Sie selbst erste Hinweise für eine Übersäuerung oder Störungen des Magen-Darm-Traktes sehen.

Beim Mundgeruch kommt es darauf an, ob die Ursache im Mundraum selbst, im Bronchialbereich oder im Magen-Darm-Kanal zu suchen ist. Im Mundraum kann die Zersetzung von Nahrungsmitteln, deren Reste in den Zahnzwischenräumen lagern, Schwefelverbindungen mit Fäulnisgeruch freisetzen. Bei Veränderungen im Bronchialbereich kommt es zur Ausatmung von Geruchsstoffen. Bei Krankheiten im Magen-Darm-Kanal werden die entstandenen Geruchsstoffe über das Blut zur Lunge geleitet und dann abgeatmet.

Selbstmessung des pH-Wertes

Mit pH-Messstreifen können Sie selbst feststellen, wie Ihr persönlicher Säure-Basen-Zustand aussieht. Wenn Sie regelmäßig den pH-Wert Ihres Urins kontrollieren, haben Sie immer im Blick, ob Sie ausreichend Basen zu sich nehmen.

Die beiden Nieren haben eine entscheidende Funktion bei der Ausscheidung von Säuren. Wir wissen, dass sich vieles im Bindegewebe abspielt. Dort sind aber pH-Messungen nur im wissenschaftlichen Rahmen möglich. Und da die Nieren den „Vorfluter" Bindegewebe reinigen und entsäuern, ist der pH-Wert des Urins eine Messzahl für die Säureausscheidung und ein Maßstab für die gesamte Stoffwechselsituation im Körper.

So wird's gemacht

Es ist ganz einfach, sich einen Überblick über den persönlichen Säure-Basen-Zustand zu verschaffen. Kaufen Sie in der Apotheke oder Drogerie einen pH-Messstreifen, ideal sind die Streifen zwischen 5,2 und 7,4. Messen Sie an einem beliebigen Tag (ohne Einnahme von Basentabletten oder Mineralien) den pH-Wert jeder Urinportion. Der pH des Morgenurins wird sauer mit 5 sein. Das ist normal, scheidet doch der Körper in der Nacht die Säuren aus dem Bindegewebe aus. Bleibt der pH-Wert jedoch auch tagsüber bei 5–6, so liegt der dringende Verdacht auf eine Gewebeübersäuerung nahe. Erst wenn der pH-Wert 7 erreicht, zeigt er an, dass auch Basen ausgeschieden werden und der Körper sich im Moment von der Säurelast befreit hat.

WISSEN

Achtung bei Rheuma

Eine Ausnahme sind Rheumapatienten, bei denen es der Körper paradoxerweise nicht mehr schafft, seine Säuren auszuscheiden. Die pH-Werte liegen bei 7 und noch höher! Das ist aber kein Grund zur Entwarnung, denn auch bei dieser Krankheit sollten im Verlauf der Entsäuerung wechselnde saure pH-Werte im Urin zu messen sein.

Im weiteren Tagesverlauf sollte der pH wenigstens einmal, besser zweimal einen Wert von 7 oder mehr erreichen. In der langfristigen Behandlung sollte der morgendliche pH-Wert des Urins 7–7,5 sein. Dieser Wert entspricht dem Gleichgewichts-Sollwert des Blutes und zeigt an, dass die Nieren keinen Säureüberschuss aus dem Gewebe auszuscheiden haben. Die Nieren haben zwar ihre höchste Ausscheidungskraft bei pH 5,4. Aufgrund oft nicht erkannter Vorerkrankungen sollte die Nierenfunktion aber nicht ausgereizt werden, abendliche Basengaben verringern diese Gefahr.

Zu Beginn einer Entsäuerungskur werden die günstigen pH-Werte nur zögernd erreicht werden. Männer brauchen meist länger als Frauen. Sie werden auch merken, wenn Sie keine Basen mehr einnehmen oder zu wenig Basengerichte essen, dass die Werte rasch wieder sinken.

Die Selbstbehandlung ist eigentlich unproblematisch. Es könnte jedoch vorkommen, dass durch die verstärkte Ausscheidung über die Nieren eine alte „schlummernde" Harnwegsentzündung akut wird. Möglicherweise wird eine Behandlung beim Arzt mit einem Antibiotikum notwendig. Nach dem Abklingen der Harnwegsentzündung setzen Sie die Entsäuerung einfach fort.

Laborbestimmungen

Die Selbstmessung der pH-Werte im Urin gibt hinreichend Aufschluss über das Säure-Basen-Geschehen im Körper. Will man jedoch eine noch genauere Aussage erhalten, führen Titrationsmessungen von Blut und Urin weiter.

Am besten wenden Sie sich hierfür an einen Therapeuten, der sich mit dieser Thematik schon beschäftigt hat. Obwohl Säure-Basen-Haushalt und Entsäuerung lebendige Biochemie – also Schulmedizin – sind, kommt von dort immer wieder die Bemerkung: Der Körper regelt das alles von ganz alleine! Natürlich regelt unser Organismus alles wunderbar, er kann das aber nur, wenn auch die Verhältnisse dafür stimmen.

Blutmessungen

Beim Blut ist die Messung des pH-Wertes allein jedoch kaum aussagekräftig, da der Körper den Wert ohnehin in starren Grenzen hält. Erst die venöse Bluttitration mit Messung der Pufferkapazitäten im Blut und Plasma kann Hinweise auf eine Zellübersäuerung geben. Diese Methode kann jedoch nur gleich nach der Blutentnahme in einer Praxis angewandt werden.

Die Blutuntersuchung im Dunkelfeld ist eine weitere Möglichkeit, Übersäuerung zu diagnostizieren. Prof. Dr. Günther Enderlein hat diese Methode erforscht. Normalerweise schwimmen die roten Blutkörperchen völlig frei in unseren Gefäßen. Durch die Zunahme einer wie auch immer gearteten Säurebelastung kommt es zur Verklumpung der roten Blutkörperchen. Sie kleben aneinander wie kleine

Magneten, dieser Zustand wird auch als „Geldrollenbildung" bezeichnet. Bei Patienten mit Schwindelzuständen tritt das sehr häufig auf.

wichtig

Wenn Sie selbst einmal in einen Schwindelzustand geraten, trinken Sie rasch 1–2 Gläser Wasser! Die Wirkung: Das Wasser verdünnt das Blut, sodass es wieder besser fließen kann, der Schwindel lässt dann nach.

Urinmessung nach Sander

Friedrich Sander war als Biochemiker ein Pionier in der Säure-Basen-Forschung und hat durch die Entwicklung dieses Urintests die Bewegungsabläufe des Säure-Basen-Haushalts erfasst.

Am Testtag müssen fünf Harnproben, jeweils um 6, 9, 12, 15 und 18 Uhr gesammelt werden. Die Mahlzeiten sollten nach der 6-Uhr-, der 12-Uhr- und der 18-Uhr-Urinabnahme eingenommen werden. Die Proben für die Urinmessung nach Sander können zu Hause abgenommen und anschließend mit dem Beiblatt zur Auflistung der eingenommenen Mahlzeiten an ein Labor versandt werden.

Die Ergebnisse dieser Urinuntersuchung sind in der folgenden Abbildung zu sehen. Die Kurve A ist die Kurve eines gesunden, die Kurve B die eines hochgradig übersäuerten und die Kurve C die eines in der ebenfalls ungünstigen Basenstarre befindlichen Menschen (äußerst selten).

Das Labor Dr. Bayer in Stuttgart überblickt ca. 18 000 Urinmessungen. Der Durchschnittswert des mittleren Säurewertes (Aziditätsquotient) beträgt ca. 44 %, er entspricht also ungefähr einer mittelschweren Übersäuerung.

▼ Mögliche Ergebnisse einer Urinuntersuchung nach Sander.

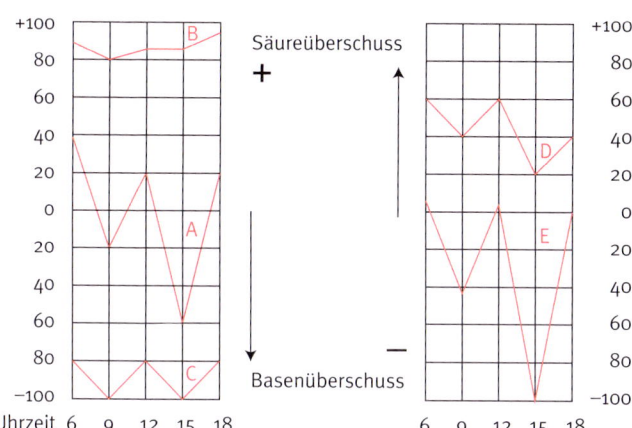

Interpretation des Tests

Die Kurve beim Gesunden ist so zu deuten: Im 6-Uhr-Urin (Morgenurin) werden die normalen, im Stoffwechsel anfallenden sauren Stoffwechselschlacken der Nacht ausgeschieden. Etwa 2–3 Stunden nach einer Mahlzeit hat der gesunde Mensch zur Einleitung der normalen Verdauung eine Basenflut im Körper. Diese Reaktion ist nach dem Frühstück im 9-Uhr-Urin zu messen. Eine stärkere Reaktion ist dann im 15-Uhr-Urin nach dem Mittagessen zu sehen.

Bei Menschen mit einem gestören Säure-Basen-Haushalt fehlt nun, wie die Kurven B und C zeigen, die Ausgleichsfähigkeit des Körpers, der rhythmische Wechsel des Säure-Basen-Geschehens ist kaum mehr angedeutet. Durch eine Umstellung der Ernährung und der Lebensweise sowie durch Einnahme von Basen kann die normale Ausgleichsfähigkeit wiederhergestellt werden, wie die Kurven D und E zeigen.

DIE MESSPARAMETER

In meiner Praxis habe ich festgestellt, dass nach einer Normalisierung des Säure-Basen-Haushalts bei Patienten alte rheumatische Gelenkbeschwerden ebenso wie chronische Verdauungsbeschwerden, Kopfschmerzen und Müdigkeit verschwinden.

Laktatmessung

Auch eine Laktat-, das heißt Milchsäuremessung gibt Aufschluss über die Übersäuerung des Körpers.

- Befindet sich der Patient im ausgeglichenen Ruhezustand, wird der Messwert sehr niedrig sein, zumindest dann, wenn keine Stoffwechselerkrankungen wie zum Beispiel ein starker Diabetes mellitus vorliegen.
- Bei Belastung eines untrainierten Körpers, der keine Basenreserven im Blut und in der Muskulatur hat, wird sich der Laktatspiegel sehr rasch erhöhen.
- Bei einem sportlich aktiveren Menschen, der regelmäßig Sport treibt, wird sich jedoch der Milchsäurespiegel in seinen „Arbeitsbereich" einpendeln, also an der aerob-anaeroben Schwelle, wie es die Sportmediziner ausdrücken.

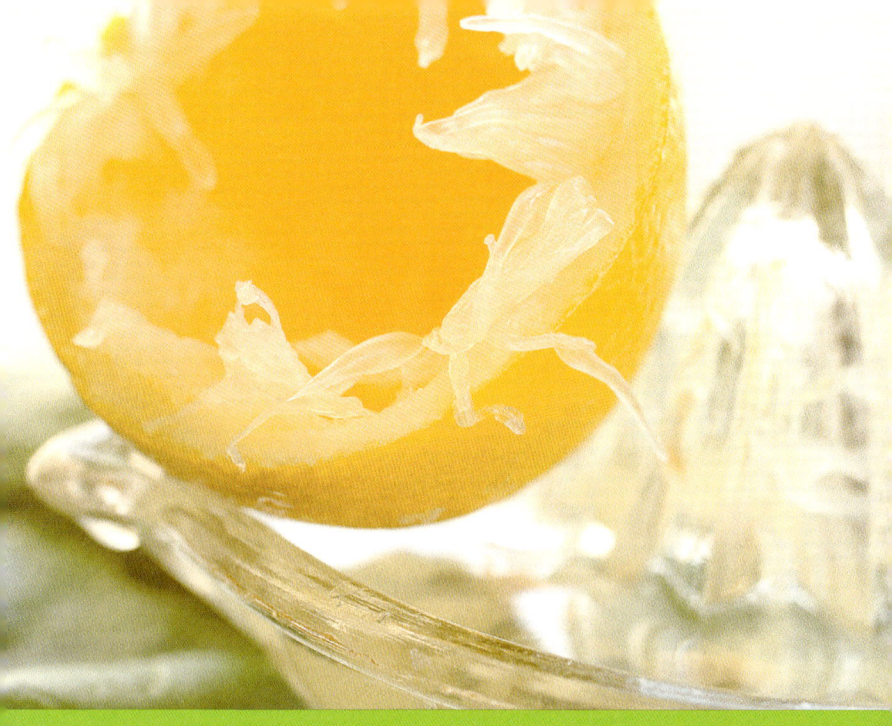

Säure frisst Löcher in die Gesundheit

So wie die Säure einen Rostfleck am Auto bewirkt, fressen überschüssige Säuren Löcher in unsere Gesundheit. Viele Volksleiden hängen direkt mit der Übersäuerung zusammen.

SÄURE FRISST LÖCHER IN DIE GESUNDHEIT

Wie der Säure-Basen-Haushalt und Erkrankungen zusammenhängen

Übersäuerungszustände können sich an jeder Zelle und an jedem Organ des Körpers auswirken. Sodbrennen, Darmbeschwerden, Rückenschmerzen, um nur einige der häufigen Beschwerden zu nennen, lassen sich durch eine Entsäuerungstherapie oft entscheidend verbessern oder auskurieren.

Ragnar Berg (ein berühmter Säure-Basen-Forscher) hat sich schon vor über 70 Jahren mit der Übersäuerung befasst und schrieb damals: „Dabei wird die Alkalisierung des Blutes ein bestimmtes Maß nicht überschreiten, weil mit der Nahrung immer wieder neue Säuren zugeführt werden und auch die ausgeschiedene Salzsäure wieder resorbiert wird. Wir müssen annehmen, dass dem Blut tatsächlich noch eine bisher nicht erwähnte Regulationsvorrichtung zu Gebote steht. Das Blut hat also die in Überschuss aufgenommenen Säuren, die nicht durch die Nieren oder durch den Darm entfernt werden konnten, irgendwo vorläufig deponiert."

Die Ärztin Anna Martens schrieb 1923 in ihrem Büchlein „Ernährungskuren für Kranke" (Hygiea Verlag, Trogen/Schweiz) auch schon über Säurekrankheiten, deren Behandlung mittels der Nahrung und über die Wichtigkeit der Natronverbindungen für das Unschädlichmachen der Kohlensäure, welche ein sehr giftiges Endzersetzungsprodukt darstellt. Aus historischer Sicht hat sich also in der Biochemie und in der Umsetzung auf den Menschen nichts geändert.

Ein Sauerstoffmangel im Gewebe führt zur vermehrten Bildung von Stoffwechselprodukten, meist eben Säuren, und dadurch zur Entstehung einer lokalen Stoffwechselübersäuerung. Diese örtliche Säurekonzentration ruft dann mehr oder weniger starke Schmerzen hervor. Diese Tatsachen finden sich in einem Chirurgielehrbuch aus meiner Studentenzeit; leider werden sie jedoch bei der heutigen Schmerzbekämpfung nicht mehr beachtet.

Diese Übersäuerungszustände können sich nun an jeder Zelle und an jedem Organ im Körper auswirken. Bestehen schon Vorschädigungen, so wird die Säurebelastung eine Organleistung noch weiter verschlechtern. Eine Entsäuerungstherapie ist immer angezeigt; je nach dem Ausmaß einer bereits bestehenden anatomischen Veränderung kann sich eine Krankheitserscheinung ganz oder teilweise zurückbilden. Die Lebensqualität lässt sich meist nachhaltig bessern.

Bedeutsam ist, dass die Fließfähigkeit des Blutes durch die Übersäuerung deutlich vermindert wird, dadurch verschlechtert sich die Versorgung in den feinen Gefäßabschnitten.

WISSEN

Ursachen der Stoffwechselübersäuerung

- **Innere Ursachen:** chronische Darmgärung bei falscher Essweise, Säurebildung bei Hunger und Fieber, Zuckerkrankheit, Alkoholkonsum, chronische Nierenschwäche, allgemeiner Sauerstoffmangel bei Herzschwäche, schwere körperliche Belastungen und Vergiftungen, örtlicher Sauerstoffmangel bei Durchblutungsstörungen, Cortisontherapie, Kaliummangel.
- **Äußere Ursachen:** falsche Ernährung mit zu hohem Fleischanteil, verkehrte Zubereitung, Mangel an Frischkost und fehlende Flüssigkeitszufuhr.

Erkrankungen des Magen-Darm-Bereichs

Die Diagnosen chronische Magenschleimhautentzündung, Magen- und Zwölffingerdarmgeschwüre und Reizdarm sind weit verbreitet. Medikamente der klassischen Medizin bringen jedoch oft nur Scheinerfolge.

55-jährige Patientin

» Chronische Verstopfung

Die Patientin hat seit vier Monaten eine Entzündung der Dickdarmschleimhaut und will keine weiteren chemischen Medikamente einnehmen; bei der Untersuchung bereits ausgeprägter Übersäuerungszustand im Blut. Der Patientin wurde zu einer vollwertigen Nahrung ohne chemische Zusätze und Bindemittel geraten, jedoch zu keiner Rohkosternährung, da diese für den entzündeten Darm zu aggressiv wäre. Bedeutsam ist auch sparsamer Zuckergenuss, denn durch Gährungsvorgänge wird der Darm ebenso geschädigt. Zusätzlich Basenpräparate zum Einnehmen. In kurzer Zeit erfolgen die Stuhlregulierung und eine Abnahme der Schmerzen im Dickdarmbereich.

wichtig

Bei diesen Erkrankungen möchte ich darauf hinweisen, dass der Patient zur aktiven Mitarbeit bereit sein muss!
„Wenn du nicht bereit bist, dein Leben zu ändern, kann dir nicht geholfen werden." Hippokrates (460–377 v. Chr.)

Das oft bestehende Sodbrennen bei vielen Patienten hat die eigentliche Ursache im Basenmangel der Verdauungsorgane. Zu Beginn einer Therapie einer Magenerkrankung sind Säureblocker oder Protonenpumpenblocker schnell schmerzlindernd. Eine Dauertherapie erweist sich aber nicht als sinnvoll, da der pH-Wert im Magen dauerhaft verändert wird und dadurch die Aufgabe der Desinfektion und Eiweißspaltung ungenügend erfolgen wird. Dadurch werden sich nachteilige Auswirkungen auf die Bakterienflora im Dünn- und Dickdarm ergeben.

Genauso positiv können sich die Umstellungen selbst bei schweren Lebererkrankungen auswirken. Die Leber ist ein Organ, das durch eine biochemische Belebung viel von seiner Leistungsfähigkeit zurückerhalten kann.

Herz-Kreislauf-Erkrankungen

Schon F. X. Mayr konnte Patienten mit Atemnot, Herzklopfen und Herzschmerzen durch die Darmreinigungskur mit Erfolg behandeln. In der allgemeinmedizinischen Praxis sind diese Beschwerden häufig anzutreffen, ebenso Herzrhythmusstörungen, niedriger Blutdruck, und oftmals wird die Diagnose „vegetative Dystonie" gestellt. Diese Diagnose bedeutet nichts anderes als eine Fehlspannung des vegetativen Nervensystems.

Vielen Patienten konnte schon allein durch eine Entsäuerung geholfen werden. Bevor auf chemische Mittel mit entsprechenden Nebenwirkungen zurückgegriffen wird, sollte erst eine Mineralstoffmischung mit Kalium und Magnesium ausprobiert werden, daneben eine intensive allgemeine Entsäuerung.

Beschwerden aufgrund von Durchblutungsstörungen im Gehirn sind ebenfalls sehr häufig. Wir wissen bereits, dass übersäuertes Blut zäh fließt und deshalb in feine Gefäßbezirke nicht mehr genügend einfließen kann. Im Gehirn führt dies zu Benommenheit oder sogar bis hin zum Schlaganfall.

90-jähriger Patient
» Unterversorgung des Gehirns

Der Patient klagt über Kopfdruck, Benommenheit, beginnende geistige Ausfälle. Einnahme von 3 x 5 Bullrich Vital Basentabletten. Relativ rascher Beschwerderückgang, geistig wieder völlige Klarheit. Dieser Fall steht stellvertretend für viele Patienten mit ähnlichen Symptomen und der allgemeinen Diagnose: Blut- bzw. Sauerstoffunterversorgung des Gehirns. Eine Besserung im Sinne des Säure-Basen-Haushaltes wird immer durch die Einnahme von basischen Substanzen zu erzielen sein. Wichtig ist aber auch die ausreichende Aufnahme von Wasser oder Tee, da es oftmals bei älteren Menschen durch zu wenig Trinken zu einer Bluteindickung kommt.

Ähnliches gilt für Durchblutungsstörungen im Ohr; der Hörsturz bzw. Tinnitus ist inzwischen sehr verbreitet. Nachteilige Blutveränderungen können sich im Innenohr mit den feinen anatomischen Gebilden katastrophal auswirken. Bei ersten Anzeichen mit Druck im Ohr oder Ohrensausen ist intensive Entsäuerung und Basenzufuhr angezeigt.

Orthopädische Erkrankungen

Die Zahl der Wirbelsäulenerkrankungen mit unklaren Schmerzen in Armen und Beinen hat in den letzten Jahren erheblich zugenommen. Auch die dadurch bedingte Zahl der ausgefallenen Arbeitstage ist gestiegen.

Nach Wendt, einem weiteren bekannten Säureforscher, ist die Eiweißspeicherung und die Lymphstauung als Ursache für den Schmerz des Weichteilrheumatikers anzusehen, wobei die Diagnose Weichteilrheuma eine Zusammenfassung für Erkrankungen im Weichteilgewebe ist. Der Körper hat in der Harnsäureablagerung im Gewebe eine wichtige Möglichkeit, sich überschüssiger Harnsäure zu entledigen, wenn sie nicht über die Nieren ausgeschieden werden kann. Besteht aber bereits eine saure Stoffwechsellage, so kann die Harnsäure noch schlechter ausgeschieden werden und belastet deshalb den Körper umso mehr.

Oft ist es dann ein kalter Luftzug oder eine schnelle Bewegung, und plötzlich ist ein heftiger Schmerz im Kreuz zu spüren: Hexenschuss! Der Luftzug oder die schnelle Bewegung sind also nur ein Auslöser für den Schmerz. So müssen Sie in Zukunft Ihren Wirbelsäulenschmerz sehen und selbst aktiv daran mitarbeiten, dass die eigentliche Ursache, die Gewebeübersäuerung, wieder abgebaut wird.

Fabrikarbeiterin, 57 Jahre

» Rückenschmerzen und depressive Verstimmung

Die Patientin hat immer wieder Wirbelsäulenbeschwerden bei Muskelverhärtungen, traurige Verstimmungen, Schwindelzustände, häufige Blasenentzündungen. Eine Blutuntersuchung ergibt hochgradige Schwächezustände im Pufferverhalten im Blut und Mineralmangelzustände in den Zellen. Die Therapie erfolgt mit Basentabletten, Ernährungsumstellung, insbesondere Weglassen von Zucker- und Weißmehlprodukten, Massagetherapie. Nach zwei Monaten Wohlergehen, die Wirbelsäulenbeschwerden sind völlig abgeklungen, Muskelknoten nicht mehr tastbar, wieder frischer Lebensmut.

Osteoporose

Auch die Osteoporose nimmt derzeit einen großen Stellenwert bei den orthopädischen Erkrankungen ein. Dabei beginnt diese Krankheit schon lange vor ihrem Ausbruch oder ihrer Feststellung. Schon in jungen Jahren ist die Ernährung mineralstoffarm, das „Calciumräuber-

Säure frisst Löcher in die Gesundheit

Quartett" Alkohol-Nikotin-Koffein-Zucker verrichtet seine unheilvolle Arbeit. Es zeigt sich immer wieder, dass der heutige Mensch sich wesentlich mehr Mineralstoffe zuführen muss. Zum einen verbraucht der Disstress-Patient mehr davon, zum anderen sind mehr Mineralstoffe notwendig, um einen stoffwechselblockierten Organismus wieder in Gang zu bringen.

Fehlt das Mineral Calcium bereits in jungen Jahren, kommt es zu einer mangelhaften Knochenbildung. Wird dann nicht bewusst mehr Calcium zugeführt, sei es durch eine bewusste Ernährung oder als Medikament, bleibt das „Calciumkonto" im Minus. Späterer Mineralstoffmangel führt dann zu einer Beschleunigung der Abbauprozesse im Skelettsystem.

Zusätzlich muss auf die ausreichende Einnahme von Vitamin D hingewiesen werden. Vitamin D schleust das Calcium in das Knochengewebe. Vitamin D wird durch die Sonnenbestrahlung gebildet, fehlt diese, so ist die Einnahme anzuraten.

Warum aber ist bei der Osteoporoseentstehung die Frau in der Postmenopause „bevorzugt"? Aus der Sicht des Säure-Basen-Haushalts soll hier eine Antwort gegeben werden. Nach der Homotoxinlehre von Reckeweg werden mit der Mensesblutung der Frau Homotoxine (körpereigene Giftstoffe) ausgeschieden. Durch die fehlende Mensesblutung nach den Wechseljahren werden die Homotoxine, das sind vorwiegend Säuren, im Körper zurückgehalten. Diese Säuren müssen jetzt vermehrt gepuffert werden. Puffermaterial fehlt im fließenden Blut, es wird auf „Reservematerial" zurückgegriffen, Calcium wird aus den Knochen herausgelöst, der Raubbau beginnt.

wichtig

Aus ganzheitlicher Sicht ist die Osteoporose der Endzustand eines lebenslänglichen Kampfes des Körpers, sein Blut im Säure-Basen-Gleichgewicht zu halten, selbst auf Kosten des Abbaus tragenden Körpermaterials.

Notelovitz und Ware beschreiben in ihrem Buch „Aufrecht bis ins hohe Alter", dass vegetarisch lebende Menschen kräftigere Knochen haben als solche, die fleischreiche Nahrung zu sich nehmen. Sie verlieren im Alter weniger Knochensubstanz, und es kommt bei ihnen weniger häufig zu Osteoporose. Weiterhin beschreiben sie, dass sich dieser Unterschied auch im Säuregehalt erklären lässt. Vegetarische Nahrung hat einen geringen Säuregehalt, eher einen Basenüberschuss, während Fleischnahrung einen hohen Säuregehalt aufweist.

Es muss deshalb klar sein, dass schon von Kindesbeinen an eine vollwertige, abwechslungsreiche und vitalstoffreiche Ernährung erforderlich ist. Außerdem soll immer auf Bewegung geachtet werden, weil dadurch Reize auf das Knochenwachstum ausgeübt werden.

Hauterkrankungen

Die Allergien nehmen derzeit beinahe erschreckend zu. Neben der Vererbung ist eine ganze Reihe äußerer Gründe dafür verantwortlich, wenn Sie eine allergische Bindehautentzündung, Asthma, Heuschnupfen oder eine allergische Hauterkrankung bekommen.

Folgende Tatsachen können die Ursache für die Auslösung einer allergischen Reaktion sein:
- Passivrauchen
- Schadstoffe in der Atemluft
- Entzündungen
- vermehrter Kontakt
- gleichzeitiges Einwirken vieler reizender Stoffe
- Durchlässigkeit der Darmwände für ungenügend abgebaute Nahrungsmittel (Leaky-Gut-Syndrom)

Der letzte Punkt ist für die Betrachtung der Hauterkrankungen aus ganzheitlicher Sicht wesentlich. Welches Darmsystem ist wirklich ganz gesund, hat noch nie mit irgendwelchen Entzündungen zu tun gehabt, hat nie die Darmflora durch irgendein Antibiotikum zerstört bekommen?

Es wird deshalb eine rein lokale Behandlung nur in ganz seltenen Fällen zur Heilung einer Hautkrankheit führen. Erst die Einbeziehung des Darms, des Immunsystems, des Mineralhaushalts und eben auch des Säure-Basen-Haushalts wird einen nachhaltigen Therapieerfolg erbringen.

Ein alter medizinischer Spruch lautet: „Die Haut ist der Spiegel der inneren Organe." Dieser Spruch steht somit vollgültig in unserer Zeit. Die Haut wird auch oft als die dritte Niere des Menschen bezeichnet. Bei einer Unterfunktion der Ausscheidung von Schadstoffen über die Nieren sucht der Körper einen Notbehelf, um sich dieser Stoffe zu entledigen. Schon am Körpergeruch eines Menschen ist dies festzustellen. Die Bedeutung des schon genannten Grundgewebes als Mülldeponie des Körpers ist hier entscheidend wichtig.

Nierenerkrankungen

Auf die entscheidende Funktion der Niere im Säure-Basen-Haushalt habe ich schon hingewiesen. Es ist jedoch wichtig zu wissen, dass die Niere bei zunehmender Übersäuerung immer weniger ausscheiden kann. Ich habe schon erlebt, dass allein durch die Zufuhr von Basentabletten Beinödeme zurückgegangen sind.

Im Laufe der Jahre konnte ich verschiedene Patienten vor einer Dialyse (Nierenwäsche) beobachten und blutchemisch messen. Es waren immer Übersäuerungszustände festzustellen.

Hausfrau, 74 Jahre

》 Nierenschwäche

Bei der Patientin zeigen sich eine Schrumpfniere rechts und eine verminderte Nierenfunktion links. Über die Jahre hinweg Behandlung im Säure-Basen-Gleichgewicht. Bei verminderter Einnahme von Basentabletten nahmen Beschwerden zu, gleichzeitig veränderten sich die Blutwerte nachteilig. 11 Jahre später musste sie wegen Herzschwäche in stationäre Behandlung, sie starb dann an plötzlichem Herzversagen. Eine Nierenwäsche (die natürlich lebensrettend ist, aber auch nicht immer für den Patienten ohne Komplikationen ist) über mehrere Jahre ist ihr dadurch sicher erspart geblieben.

Transplantationspatient, 53 Jahre

》 Baseninfusionen

Ein weiteres Beispiel möchte ich anführen: Selbst bei einem Transplantationspatienten, der wegen der Nierenschädigungen durch jahrzehntelange Zuckerkrankheit jahrelang durch Dialyse überleben konnte und dann eine Niere transplantiert bekam, waren Baseninfusionen notwendig und erfolgreich. Baseninfusionen bei Nierenpatienten müssen in der Dosis behutsam von einem erfahrenen Therapeuten vorgenommen werden, um eine Überlastung der Nieren tunlichst zu vermeiden. Durch anstrengende Gartenarbeit war er in einen Erschöpfungszustand geraten, die venöse Bluttitration zeigte schwere Verminderung der Pufferreserven. Der Patient hatte Angst, sein Spenderorgan verlieren zu können. Bereits nach der ersten Infusion verlor sich diese Angst und er fühlte sich wieder „normal wohler". Schon früher hatte er auch von der betreuenden Universitätsklinik Natriumhydrogencarbonat-Tabletten verordnet bekommen.

Nerven- und Gemütskrankheiten

Von einem berühmten Nervenarzt stammt der Spruch: „Der Nervenschmerz ist ein Schrei des Nervs nach reinerem Blut." Wenn Sie diesen Satz lesen, müsste Ihnen einleuchten, warum oftmals die reine Schmerzmitteleinnahme nichts gebracht hat und nichts bringen konnte. Denken Sie also in Zukunft daran, wenn ein Nerv wieder zieht, dass Sie grundsätzlich selbst eine Entsäuerung des Körpers in Betracht ziehen!

Der bekannte österreichische Nervenarzt und Nobelpreisträger von 1927, Julius Ritter von Wagner-Jauregg (1857–1940), hatte schon versucht, Nervenerkrankungen mit Heilfieber zu heilen. Er hatte auch auf die äußerst günstige Wirkung von Abführmitteln bei Nervenkrankheiten hingewiesen und Erfolge damit erzielen können.

Gärtner, 31 Jahre

》 Stechende Augen, grauschmutzige Hautfarbe, fester Bauch

Der Zwillingsbruder starb bei der Geburt, Atemstillstand während der Geburt – dadurch nachfolgende Behinderung, kam nach erfolgloser stationärer und ambulanter Behandlung. Von Kopf bis Fuß waren Übersäuerungszeichen zu beobachten, stechende Augen, grauschmutzige Hautfarbe, fester Bauch. Die blutchemischen Untersuchungen ergaben trotz eines eingedickten Blutes schwer verminderte Säure-Basen-Werte. Langwierige, aber erfolgreiche Behandlung mit Aderlässen, Darmreinigung, Basentabletten.

Es ist aber auch bekannt, dass negative Gedanken säuern und positive Gedanken basisch ausgleichend wirken. In langjähriger Beobachtung muss ich feststellen, dass der psychische Stress schlimmer säuernd wirkt als ein in Ruhe gegessenes „saures Gericht".

Schwangerschafts- und Kinderkrankheiten

Eine Schwangerschaft ist ein völlig normaler weiblicher Zustand. Aber oftmals treten von Anfang an Übelkeit und Erbrechen auf. Meine Beobachtungen und Messungen des Säure-Basen-Geschehens deckten auch hier wieder Übersäuerungen auf. Neben Basentabletten konnte ich in schlimmeren Fällen durch entsprechende Infusionen die Beschwerden schnell beseitigen.

Der Volksmund sagt: „Jede Schwangerschaft kostet die Frau einen Zahn." So ganz wörtlich ist dies wohl nicht gemeint, aber es kostet eine schwangere Frau annähernd die Menge Calcium, die einem Zahn entspricht und die das Kind bei der Entwicklung gleichsam an sich reißt. Deshalb sehe ich die vorbeugende Zufuhr von Mineralien während der Schwangerschaft als besonders wichtig an.

Auch bei den Kindern mit ihren Kinderkrankheiten lassen sich immer begleitende Übersäuerungen feststellen. Bei Kindern mit Fieber bedeutet dies, dass so rasch wie möglich entsäuert werden muss. Erfolge können sich erstaunlicherweise sehr rasch einstellen.

wichtig
Entzündungen gehen immer einher mit sauren Stoffwechselvorgängen. Deshalb muss bei einer ganzheitlichen Behandlung der Säure-Basen-Haushalt in der Behandlung einbezogen werden.

Dabei empfehle ich:
- Trinken von F.X. Mayr Passagesalz zur Darmreinigung
- Baseneinläufe
- Trinken von verdünnten Gemüsesäften oder Basenbrühe
- Kräutertees: Kamille, Fenchel
- Gabe von Basica
- zum Aufbau Kartoffel- und Gemüsegerichte
- strenges Verbot von Zuckerlimonaden

Tumorleiden

Über die Krebskrankheit aus ganzheitlicher Sicht zu schreiben, ist ein eigenes, buchfüllendes Thema. Ich möchte deshalb hier nur meine speziellen Beobachtungen wiedergeben. Schon Waerland, ein bekannter Ernährungsforscher, schrieb vor vielen Jahren: „Was die fürchterlichste Krankheit, den Krebs, betrifft, so können wir sagen, dass die Übersäuerung eine der Voraussetzungen und Vorstadien dieser Krankheit ist." Der Krebsforscher Windstosser weist ebenfalls eindringlich auf diese Tatsachen hin.

Im Laufe meiner Praxisjahre konnte ich viele Tumorkranke beobachten und begleiten. Viele schwerwiegende Entgleisungen im Säure-Basen-Haushalt konnten gemessen werden. Die hierbei gemachten Erfahrungen möchte ich Ihnen mitteilen: Die Lebensqualität lässt sich nachhaltig steigern, wenn rechtzeitig eine Entsäuerung in die Behandlung einbezogen wird. Auch die Schmerzbekämpfung wird wesentlich leichter. Es ist auch für den Therapeuten ein schönes Erlebnis, diese Veränderungen registrieren zu können. Es muss dann nicht die Gabe von starken Schmerz- und Betäubungsmitteln erhöht werden, im Gegenteil, es reichen oftmals relativ einfache Schmerzmittel aus. Wichtig ist aber der zeitnahe Beginn einer Basentherapie nach Feststellung der Diagnose!

Hörsturz und Ohrgeräusche

In den letzten Jahren haben die Zahl der Patienten mit Tinnitus (Ohrgeräusche) und die Zahl der Hörsturzgeschädigten stark zugenommen. Bei Hörsturz besteht die Theorie, dass es möglicherweise zu Störungen der Mikrodurchblutung im Innenohr gekommen ist. Es werden deshalb durchblutungsfördernde Medikamente zur Einnahme verordnet bzw. zur Einleitungsbehandlung entsprechende Infusionen in der Arztpraxis oder im Krankenhaus gegeben. Das ist sicherlich in manchen Fällen für den Einzelnen hilfreich. Seit Jahren beobachte ich aber Patienten, die mehrere Hörstürze trotz dieser Medikamente hatten. Bei der venösen Bluttitration konnte ich ausnahmslos bei allen Patienten mittlere bis schwere Veränderungen der Pufferwerte aufzeigen.

Es ist interessant, dass sich in früheren Jahren Hals-Nasen-Ohren-Fachärzte schon mit der Übersäuerung beschäftigten und in die Behandlung miteinbezogen. Aktuell wird jedoch die Übersäuerung als unwichtig für dieses Krankheitsproblem abgetan. Nach meiner Überlegung kann die Durchblutung anfangs sicher verbessert werden, aber nach kurzer Zeit ist die mögliche Grenze einer Verbesserung erreicht. Es spielen vielmehr die Stoffwechselverhältnisse eine Rolle. Im Innenohr sind Flimmerhärchen, die die Übertragung der Schallwellen ermöglichen. Blut kommt überall hin, deshalb auch die Säure. Wenn sich Säurekristalle im Fußgelenk ablagern, wird lange nichts geschehen, und der Gichtanfall durch die Harnsäure braucht eine lange Aufbauzeit. Nicht so im Innenohr: Hier können schon feinste Veränderungen des Zellmilieus und der Kristallstrukturen verheerende Folgen auf diese Flimmerhärchen haben, eben dann die Ohrgeräusche oder im schlimmsten Fall ein Hörsturz.

Zugegeben: Allein durch die Einnahme von Basentabletten wird nicht immer und nicht sofort auch ein Tinnitus verschwinden. Es können aber sicher Verschlimmerungen vermieden werden. Die Lebensqualität anzuheben, ist auf jeden Fall erfolgreich, und der Patient kann lernen, mit seiner Krankheit besser umzugehen.

Zahnerkrankungen und Parodontitis

Nachdem die Übersäuerung den ganzen Körper betreffen kann, wird sie auch vor der Mundhöhle nicht halt machen. Deshalb wird sich der normale, gesunde Speichel-pH-Wert von 6,8–7 auch in untere Bereiche verschieben; nach sauren bzw. säuernden Speisen und Getränken kann es lange dauern, bis sich wieder ein normaler pH-Wert einstellt.

Aus heutiger Sicht ist deshalb Karies kein reines Putzproblem, wie es meist dargestellt wird. Es gibt folgende Ursachen: Säureüberschuss im Organismus, gestörtes Mundmilieu mit falschem pH-Wert und bakterieller Fehlbesiedlung. Deshalb ist die Ernährung des Kindes schon entscheidend, um durch Weglassen oder zumindest durch Verringerung von Süßigkeiten den Säureüberschuss auch schon beim Kind zu verringern und einer bakteriellen Fehlbesiedlung keinen Vorschub zu leisten.

Amalgam

Ein anderes immer wichtiger werdendes Problem ist das „Amalgam in aller Munde". Von der Verarbeitung her war es den Zahnärzten ein geschätztes Material, langlebig, kostengünstig. Immer mehr zeigt sich aber das Schwermetallproblem Quecksilber und der Metallzusätze im Amalgam. Sicherlich, viele Menschen haben eine sehr starke Konstitution, die mit ihrem Amalgam (noch!) keine Schwierigkeiten haben. Aber viele Menschen haben diese Konstitution nicht, und bei einer ganzheitlichen Untersuchung eines Patienten können nach der Untersuchung der Mundhöhle mit zahlreichen Amalgamplomben andere körperliche Beschwerden damit in Einklang gebracht werden. Eine kurz- bis mittelfristige Entfernung des Amalgams ist deshalb anzuraten. Und hier ist ein ganz entscheidender kritischer Punkt:

Auch bei diesen Patienten konnten durch die venöse Bluttitration erhebliche Puffermängel aufgedeckt werden. Werden nun ganz ohne Vorbereitung die Plomben entfernt, so lässt sich trotz sorgfältiger Arbeit des Zahnarztes nicht vermeiden, dass Quecksilbermoleküle als Dampf aufgenommen oder als feiner Abrieb geschluckt werden. Bestehen nun aber Mangelzustände an Mineralien, gleichbedeutend mit einer Übersäuerung, so werden diese Schwermetallmoleküle fälschlicherweise als gute Mineralien aufgenommen und im Organismus eingebaut. Und hier beginnt für manchen Patienten erst der richtige Leidensweg. Geschehen kann dieser teuflische Mechanismus auch bei einer überstürzten Amalgamausleitung mit einem Medikament (DMPS). Mehrere junge Frauen schilderten ihre Schicksale nach einer zu raschen Amalgamausleitung. Eine Patientin ist von einer zur anderen Ausleitungsinjektion immer kränker und elender geworden. Die Blutmessung ergab fast keine Basenpuffer mehr. Erst nach mehreren Mineral- und Baseninfusionen ließen sich die schlimmsten Beschwerden lindern.

wichtig
Meistens bestehen bei Amalgampatienten erhebliche Verminderungen der Pufferkapazitäten. Es ist deshalb wichtig, Entfernungen von Amalgamplomben oder Amalgamausleitungen erst nach einer Regulierung des Säure-Basen-Haushalts vorzunehmen!

Chronische Parodontitis

Eine weitere zahnärztliche Problemerkrankung ist die chronische Parodontitis. Auch hier wird die reine lokale Behandlung nicht einmal einen Scheinerfolg erzielen. Auch das Zahnfleisch unterliegt den Veränderungen des Bindegewebes, der Matrix. Deshalb ist bei dieser Erkrankung genauso eine Entsäuerung des gesamten Körpers Grundvoraussetzung. Zusätzlich ist eine Immunstärkung notwendig.

Migräne und Spannungskopfschmerzen

Besonders Frauen sind von dem Krankheitsbild Migräne häufig betroffen, manche können „fast die Uhr danach stellen", wann wieder Schmerzepisoden auftreten. Verschiedene Ursachen werden diskutiert, meist ist es ein Mosaikbild der Entstehung. Viele Patienten konnten bei rechtzeitiger Einnahme von Basenpräparaten, evtl. in Verbindung mit einem leichteren Schmerzmittel, die Stärke des sonstigen Anfalls abmildern. Spannungskopfschmerzen könnten als milde Form der Migräne bezeichnet werden. Die Erfahrung mit vielen Betroffenen hat jedoch gezeigt, dass auch dabei die chronische Übersäuerung eine entscheidende Rolle spielt.

Allgemeinbemerkungen

Neuere Forschungsergebnisse mit natriumbicarbonathaltigen Heilwässern ergaben eine Verbesserung der Fließfähigkeit des Blutes. Dadurch bleibt die Konzentrationsfähigkeit im Alter weitgehend erhalten. Dieser positive Effekt konnte auch bei einer Untersuchung mit Basentabletten erreicht werden. Es kommt dabei zu einer statistisch gesicherten Senkung des Fibrinogenspiegels. Die Bedeutung der Senkung des Fibrinogenspiegels in unserer Zeit ist entscheidend. Fibrinogen ist die lösliche Vorstufe des Fibrins, das bei der Blutgerinnung eine wichtige Rolle spielt. Fibrinogen wird heute auch als eigenständiger Risikofaktor bei Herzkranzgefäßerkrankungen gewertet. In Untersuchungen an diesen Risikopatienten konnte eine Beziehung zwischen erhöhtem Fibrinogen und späterem Herzinfarkt festgestellt werden. Außerdem besteht zwischen Fibrinogenspiegel und Hirninfarktrisiko eine noch größere negative Beziehung als bei einem Risiko für einen Herzinfarkt.

Bei der wissenschaftlichen Untersuchung von Basentabletten konnte die Stressanpassung, die sich mit den Merkmalen Müdigkeit/Erschöpfung, Schlafstörungen, Konzentrationsstörungen und Abnahme der Merkfähigkeit erfassen lässt, statistisch gesichert verbessert werden. Diese Beschwerden spielen eine große Rolle in der täglichen Allgemeinpraxis, sie beeinträchtigen stark das individuelle Befinden und die Grundgesundheit.

Vielleicht bin ich nicht ausdrücklich auf die eine oder andere Krankheit eingegangen. Nach meiner Erfahrung ist dies auch nicht notwendig. Haben Sie irgendwelche Beschwerden, so ist eine Entsäuerungsbehandlung immer richtig, um die Grundgesundheit zu heben, und einfach die Lebensqualität zu steigern. Bleiben aber Beschwerden unverändert bestehen, so muss ich Sie unbedingt auf eine ärztliche Untersuchung und Abklärung hinweisen.

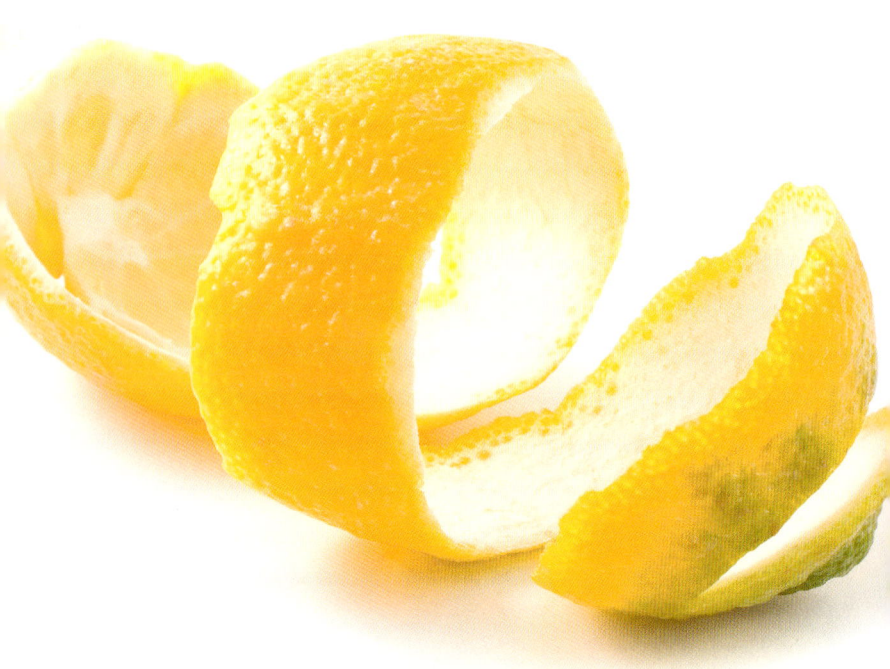

Gesundung durch Entsäuerung

Neben der basischen Ernährungsweise unterstützen basische Fastentage, Massagen, basische Nahrungsergänzungsmittel und der Kanne-Brottrunk die Entsäuerung.

Ernährungsumstellung

Obst und Gemüse sind basisch und sollten wesentlich häufiger verzehrt werden; allerdings muss man dabei auf die individuelle Verträglichkeit achten. Denn nur das, was man persönlich tatsächlich beschwerdefrei verdauen kann, fördert auch die Gesundheit.

Oft bekomme ich in der täglichen Praxis die Frage gestellt: „Was soll ich denn noch essen? Fettes soll ich meiden, weil mein Cholesterin zu hoch ist, viel Vollkornbrot brauche ich für den Stuhlgang, aber es tut mir oft gar nicht gut, mein Bauch ist dann so voll wie eine Trommel … Am besten, ich esse wieder wie vorher, da ist es mir noch am besten gegangen."

Lieber Leser, bitte verzweifeln Sie nicht. Ich will Ihnen aus langjähriger Erfahrung in der Ernährungsberatung eine einfache Möglichkeit der gesunden, natürlichen Ernährung aufzeigen. Mein Ziel und mein Wunsch ist es, dass Sie an Ihrem Wohnort bei Ihrem Kaufmann, Bäcker und Metzger bewusst einkaufen lernen. Sie sollen in Zukunft Lebensmittel meiden, die viele Inhaltsstoffe enthalten, die gar nicht notwendig sind, die eigentlich nur zum Haltbarmachen gebraucht werden. Sie sollen auch Lebensmittel aus Ländern meiden, von denen Sie wissen, dass viel gedüngt wird, Schädlingsbekämpfungsmittel oder sogar radioaktive Bestrahlungen zum Haltbarmachen erlaubt sind. Sicherlich, Nahrungsmittel natürlichen Ursprungs sind nicht ganz so „schön"; dieser kleine „Schönheitsfehler" muss in Kauf genommen werden. Von den Allergien wissen wir, dass diese oft von Zusätzen in der Lebensmittelherstellung, von Farbstoffen, von Rückständen der Schädlingsbekämpfungsmittel herrühren können. Wenn wir in Zukunft gesünder leben wollen, müssen wir diese Tatsachen wissen und beim Einkauf den Griff ins Regal richtig steuern. Die geänderte Nachfrage wird den Kaufmann und dann auch den Erzeuger zum Umdenken zwingen.

„Man gebe dem Kranken keine ausgelaugten, entwerteten, verfeinerten, gebleichten, leicht gefärbten und mit allen erdenklichen Chemikalien haltbar gemachten ‚Sterbemittel', sondern urgesunde und vollwertig naturnahe ‚Lebensmittel', durch die allein die Sonne ihre Strahlen in uns schickt."
Paracelsus Bombastus von Hohenheim (1493–1541)

Reine Rohkost ist für viele schwer verdaulich

So manche Ernährungsbewegung ist wie eine Woge durch die Lande gegangen. Viele haben diese oder jene Ernährungsform ausprobiert. Viele sind dann aber auch wieder fast reumütig zu ihrer einstigen Ernährungsart zurückgekehrt, weil sie mit allzu roher oder einseitiger Nahrung physisch und körperlich überfordert waren.

In meiner Praxis verwende ich oft gerne folgende Erklärung: „Mir ist jemand lieber, der voll Genuss seinen Schweinebraten mit Weißmehlknödel in aller Ruhe verspeist und die Speise wahrlich auskostet, als einer, der sich mit einer vollwertigen Ernährung brüstet und dann sein Vollwertmahl nebenbei achtlos hinunterschlingt." Es hat sicher schon fast jeder verspürt, dass es ihm nicht gut bekommen ist, wenn er voll Hast aus Heißhunger gegessen hat.

Ein Beispiel aus der Technik: Was nützt es, wenn Sie Ihr schönes Auto mit total verschmutzten Zündkerzen, verklebten Zylindern und altem, verschmutztem Öl mit dem besten Superbenzin betanken? Auch noch so viel Gasgeben wird Ihr Auto nicht schneller werden lassen, wohingegen selbst ein „alter Schlitten" mit neuen Zündkerzen, sauberen

Zylindern und frischem Öl und nur mit Normalbenzin eine sehr gute Leistung bringen wird!

Dieses Beispiel kann ich in der Praxis oft auf den Menschen übertragen. Wenn zum Beispiel die reine Rohkost nur relativ wenig Anhänger gefunden hat, so ist dies darauf zurückzuführen, dass sie zwar hinsichtlich der verwendeten Nahrungsmittel vielseitig, seitens der Zubereitung jedoch einseitig ist und deshalb nicht jedermann gefällt und nicht von jedermann vertragen wird!

Auch eine reine Obsternährung kann zwar vorübergehend wunderbar entschlacken, sollte aber ebenfalls nicht zur Dauerernährung werden. Davon abgesehen entstünden Versorgungsprobleme, wenn sich Millionen von Menschen plötzlich nur mit Obst und Südfrüchten allein ernähren wollten. Auch unterschiedliche Motoren brauchen verschiedene Kraftstoffzusammensetzungen.

wichtig
Rohkosternährung mit Obst und Gemüse ist nur dann gesundheitsfördernd, wenn es gut verstoffwechselt wird. Leichter verdaulich ist gedünstete Pflanzenkost. Darum haben sich einseitige Ernährungsweisen auch auf Dauer nicht auf breiter Front durchsetzen können

Rohes Getreide ist schlecht bekömmlich

Vor Jahren war die Meinung: Vollwerternährung sei eine reine Vollkornernährung. Diese Annahme hat sich aber nicht als richtig erwiesen. Es sind bei manchen Patienten schwere gesundheitliche Schäden aufgetreten, angefangen von starken Blähungen über Abfall des Sauerstoffgehaltes im Blut und Verschlechterung des Blutbildes bis hin zur starken bakteriellen Schädigung des Verdauungstraktes.

GESUNDUNG DURCH ENTSÄUERUNG

35-jährige Patientin

» Fanatische Vollkornköstlerin

Die Patientin fühlt sich nicht richtig wohl, klagt aber über keine direkten Beschwerden. Bei einer speziellen Blutmessung ergeben sich erhebliche Hinweise für einen Mineralmangel in der Zelle. Nach einer Umstellung in der Ernährung haben sich diese krankhaften Werte wieder normalisiert und der Patientin geht es jetzt gut.

Eine 88-jährige Dame schrieb mir einmal einen Brief, der zum Denken Anlass gibt:

„Der Kampf gegen die Übersäuerung dauert nun schon Jahrzehnte, habe viele Ärzte verschiedener Richtung konsultiert, kaufte viele Bücher, um mir selbst helfen zu können, wovon manche für mich total falsch waren, es dauert Jahre, bis man sich als Laie gewisse Kenntnisse angeeignet hat und auch durch Krebsleiden der eigenen Eltern langsam hinter die Fehler der üblich bürgerlichen Ernährung kam. Auch bei den Eltern war die Übersäuerung zuerst! ... Was nun das Müsli nach Dr. Bruker anbelangt, so nimmt man davon an Gewicht zu, aber es liegt mir oft stundenlang im Magen. Um den Druck loszuwerden, greife ich zu einem Schluck Jägermeister ... Man soll essen wie ein Bauer vor 100 Jahren ... Dr. Mayr wäre entsetzt, wenn er solches hörte. Ich habe mehrere Mayr-Kuren gemacht und stand mit Dr. Mayr in Verbindung ... Auch die Waerlandkost konnte ich nicht vertragen ... Seit 3 Wochen hat sich eine schmerzhafte Kniearthrose zurückgemeldet ... Ich bin Vegetarierin von Kindheit an."

Phytin

Eva Kapfelsberger und Udo Vollmer haben in ihrem Buch „Iss und stirb" die eigentlichen Probleme dargelegt: „Für Anhänger der Vollwertkost ist das Korn eine Philosophie. Das Vollkorn hat aber Bitterstoffe, um Schaderreger natürlich abwehren zu können. Hauptsächlich ist dies das Phytin. Es bremst die Aufnahme von Mineralstoffen, Spurenelementen und mutmaßlich auch von Vitamin B_1. Bei der Keimung wird es verbraucht, es entsteht aus dem Phytin ein B-Vitamin. Das Phytin wird aber auch abgebaut durch eine klassische Sauerteigführung beim Brotbacken."

Hierin sehe ich die Ursache dafür, dass ein Frischkornbrei auf Dauer nicht vertragen wird, während ein aufgekochter Getreidebrei, als Müsli zubereitet, eine Wohltat für das Magen-Darm-System sein kann. Viele Patienten habe ich mit diesem Brei schon erfolgreich umstellen können. Das Rezept für den Hafer-Dinkel-Brei finden Sie auf S. 120.

Kardinalfehler der heutigen Ernährung

Erstaunlich ist, dass auch schon die alten Griechen Verdauungsbeschwerden gehabt haben müssen, denn sonst hätte Hippokrates, der führende Arzt zu seiner Zeit, nicht sagen können: „Eure Nahrungsmittel sollen Eure Heilmittel sein, Eure Heilmittel sollen Eure Nahrungsmittel sein."

Franz Xaver Mayr hat als Darm- und Ernährungsforscher auf die entscheidend wichtigen Kardinalfehler der heutigen Ernährung hingewiesen:
- Es wird zu schnell gegessen.
- Es wird zu viel gegessen.
- Es wird zu oft gegessen.
- Es wird zu schwer gegessen.
- Es wird zu spät gegessen.
- Es wird zu viel Eiweiß gegessen.
- Es wird zu trocken gelebt.
- Es wird ohne Fastenpausen gelebt.

GESUNDUNG DURCH ENTSÄUERUNG

wichtig

Dabei wäre alles so einfach, wenn Sie, lieber Leser, ein Gebot in Ihrem Leben wirklich beherzigen würden, nämlich: gründlichst kauen und einspeicheln!

Viele Ernährungsforscher, die zum Teil gar keine Ärzte sind, also nicht beobachten können, wie sich eine Nahrung auf den Menschen auswirkt, stellen nur die Wirkungen oder die Reinheit eines Lebensmittels heraus. Dabei wissen Sie selbst aus Ihrer Erfahrung oder von Ihren Bekannten, dass manche essen können, ohne dick zu werden, und andere nur ein Stück Kuchen anschauen, und schon ein Kilo mehr auf der Waage haben. Die Ursache ist in folgender Formel zu sehen, sie wurde schon einmal genannt:

Ernährung ↔ Nahrung x Verdauungskraft

Ernährung ist also nicht direkt gleichzusetzen mit der zugeführten Energie (= Nahrung), sondern sie ist abhängig von der Verarbeitungskraft des Darmsystems. Dieses Darmsystem kann bestens gepflegt werden durch eine milde Darmreinigungs- und Entsäuerungskur, wie sie im nächsten Abschnitt dargestellt wird.

Basische und saure Lebensmittel

Die Nahrungsmittel können aufgrund ihrer Zusammensetzung (hoher oder niedriger Mineralanteil und Aminosäuregehalt) in basische und saure Nahrungsmittel eingeteilt werden, wie aus den folgenden Tabellen zum Basen- und Säureüberschuss zu ersehen ist. Dr. Heinrich Lahmann servierte bereits um 1900 in seinem Sanatorium in Dresden seinen Patienten Basenkost. Sein späterer Laborleiter, der Schwede Ragnar Berg, entwickelte die Faustregel:
- 80 Prozent basische Lebensmittel
- 20 Prozent saure oder säuernde Lebensmittel

Zur Säure-Basen-Wertigkeit der Nahrungsmittel.

erlaubt – basisch	erlaubt – neutral	bedingt erlaubt bzw. verboten – sauer
80 % der Nahrungsmittel sollten basisch oder neutral sein		max. 20 % dürfen sauer bzw. säuernd sein
Kartoffeln	Öle, kalt gepresst	Fleisch, Wurst, Innereien
Obst	Butter	Fisch
Gemüse	Milch	Eier
grüne Bohnen	Buttermilch	Käse, Quark
Zwiebeln	Kefir	Getreide
Knoblauch		Erdnüsse
Sojaprodukte		Zucker (weiß, braun)
Mineralwasser		Weißmehl
Kräutertees		Kaffee
		Schokolade
		kohlensäurehaltige Getränke
		Alkoholika

Die folgende Tabelle nach Remer und Manz listet die Lebensmittel nach ihrer potenziellen Säurebelastung der Niere auf. Bei dieser Bewertung spielen folgende Faktoren eine Rolle:
- Die chemische Zusammensetzung der Nahrung (Eiweiß-, Chlorid-, Phosphor-, Natrium-, Kalium-, Calcium- und Magnesiumgehalt).
- Die Aufnahmerate bestimmter Nährstoffe im Darm.
- Die Bildung von Sulfat bei der Verstoffwechselung von schwefelhaltigen Aminosäuren.
- Die Ionenwertigkeit von Calcium und Magnesium.

Und trotzdem kann diese Tabelle für den einzelnen Menschen nur eine Näherung sein, denn Veränderungen der Keimzusammensetzung des Darms können zu unterschiedlichen Störungen der Verdauung führen, die Konstitution spielt eine wichtige Rolle, und die Atmosphäre beim Essen („Im Stress essen ist Säure pur").

Nahrungsmitteltabelle nach Remer und Manz.

Basenüberschuss	meq/ 100 mg*	Säureüberschuss
Apfelsaft, Bier, Kaffee, Gemüsesäfte, Mineralwasser, Rotwein, Weißwein, Zitronensaft Auberginen, Blumenkohl, Brokkoli, Chicorée, Kartoffeln, Knoblauch, Kopfsalat, Paprika, Pilze, Radieschen, Rosenkohl, Sauerkraut, Sojabohnen, Tomaten, Zucchini, Zwiebeln, grüne Bohnen, Ananas, Äpfel, Birnen, Erdbeeren, Grapefruit, Kirschen, Orangen, Pfirsiche, Melonen, Weintrauben, Zitronen Haselnüsse	1–5	Weizen- u. Roggenbrot, Pumpernickel, Weißbrot, Buchweizen, Mais Reis (geschält) Roggenmehl Eiweiß, Frischkäse Milch, Naturjogurt, Sahne Weichkäse Erbsen, Linsen Mandeln, Schokolade, Sandkuchen
Feldsalat, Fenchel, Grünkohl, Kohlrabi, Rucola, Sellerie, schwarze Johannisbeeren, Basilikum, Schnittlauch	5–10	Grahambrot Zwieback Amarant, Cornflakes Hirse, Weizenmehl Nudeln, Spaghetti Spätzle, Hühnerei Bierschinken, Cervelat, Fleischwurst Huhn, Kalb, Lamm, Rind Truthahn Hering, Kabeljaufilet, Lachs, Zander Erdnüsse, Pistazien, Walnüsse

Basenüberschuss	meq/100 mg*	Säureüberschuss
Spinat, Petersilie	10–15	Haferflocken Reis (ungeschält) Camembert, Quark Corned Beef, Gans, Salami
Feigen, getrocknet	15–20	Hartkäse Kaninchen Krabben
Rosinen	20–25	

meq/100 g = Milliäquivalent pro 100 g Lebensmittel

Der Kaffee wird in den Tabellen unterschiedlich bewertet. Die grüne Kaffeebohne ist in der Zusammensetzung basisch, außerdem gibt es verschiedene Kaffeesorten. Bei der Röstung der Bohnen kann es zu unterschiedlichen Veränderungen in Bezug auf die Verträglichkeit kommen, wobei es auch auf die Marke ankommen kann. **Aber:** Eine Tasse Kaffee in Muße getrunken fördert auch die Stabilität der Psyche!

Beispiele für falsche und richtige Kostzusammenstellung finden Sie in folgender Tabelle.

Kostzusammenstellung.

Frühstück, falsch		Frühstück, richtig	
Weißgebäck	sauer	Vollkorn-/Mischbrot	schwach sauer
Margarine	sauer	Butter	neutral
Käse, Wurst	sauer	Fruchtmus	schwach basisch
Konservenpastete	sauer	Quarkaufstrich	schwach basisch

GESUNDUNG DURCH ENTSÄUERUNG

Frühstück, falsch		Frühstück, richtig	
weiches Ei	sauer	Tomate	basisch
Honig als Aufstrich	sauer	Apfel	basisch
Marmelade	sauer	Banane	basisch
Kaffee mit Zucker	stark sauer	Malzkaffee mit Milch	neutral
Mittagessen, falsch		**Mittagessen, richtig**	
Rindssuppe	stark sauer	Basensuppe	basisch
mit Grießnockerl	sauer		
Rindfleisch	stark sauer		
Fleisch, gebraten	sauer		
Nudeln	sauer	Pellkartoffeln	stark basisch
Salat mit Billigessig und billigem Öl	sauer	Salat mit gutem Essig und Öl	basisch
Torte	sauer	Obstnachspeise	basisch
Eisbecher	sauer		

Das Abendessen sollte leicht und säurearm sein und nicht zu spät eingenommen werden.

Beim Kochen ist es wichtig, auf schonende Zubereitung der Speisen zu achten. Am Beispiel der Kartoffel zeige ich die Verluste von Mineralstoffen auf:
- gekochte, geschälte Kartoffeln   21 %
- gedämpfte, geschälte Kartoffeln   7 %
- gekochte, ungeschälte Kartoffeln   1,4 %
- gedämpfte, ungeschälte Kartoffeln 0,5 %

Beim Kochen der Kartoffeln mit Schale ist es heute wichtig, dass ökologisch angebaute Kartoffeln verwendet werden. Denn Schad- und Spritzstoffe sammeln sich unter der Schale – und werden dann mit verzehrt. Im Zweifelsfall deshalb lieber die Kartoffeln schälen und als Salz- oder Kümmelkartoffel kochen. Hier zeigt sich der Kompromiss, der heute immer mehr zwischen ideal und wünschenswert eingegangen werden muss.

Brot. Brot ist zwar von seiner Zusammensetzung her (Getreide) ein saures Lebensmittel, aber durch eine Sauerteigführung wird über die Brotgetreidemilchsäure aus dem Brot ein wahrhaftes „Mittel zum Leben". Nicht umsonst sagt ein italienisches Sprichwort: „Brot kann denken." Eine russische Volksweisheit ist: „Brot hält den Menschen warm – und nicht der Pelz."

Nudeln. Nudeln werden aus Getreide, meist aus Hartweizen mit einem hohen Eiweiß- und Glutenanteil hergestellt. Deshalb sind auch Nudeln „sauer" einzuordnen. Der Ausgleich erfolgt durch eine Gemüsesoße, wobei eine selbst zubereitete Tomatensoße ideal ist. Basische Gewürze gleichen zusätzlich aus.

Reis. Der Reis gehört, wie auch unsere einheimischen Getreidepflanzen, zu den echten Gräsern. Die Reiskörner sind von Spelzen umhüllt, die entfernt werden müssen. Weißer Reis ist geschält und geschliffen, und dadurch wesentlicher Mineralien und Vitamine beraubt worden. Ideal ist deshalb Vollwertreis, bei dem die Spelzen schonend entfernt wurden.

Fleisch und Wurst. Fleisch und Wurst haben wegen ihrer biochemischen Zusammensetzung einen mittleren bis hohen Säuregehalt. Deshalb sollten Sie ein Fleischgericht immer mit viel Gemüse kombinieren. Essen Sie weniger Fleisch und Wurst und achten Sie lieber auf eine hohe Qualität der Produkte. Das dient dem Genuss und Ihrer Gesundheit.

Fisch. Die ungesättigten Fettsäuren der Fische haben einen großen Nutzen für unsere Gesundheit und der Eiweißgehalt spielt nur eine untergeordnete Rolle, da das Eiweiß meist sehr gut verdaulich ist. Essen Sie ebenso oft Fisch- wie Fleischgerichte.

Gemüse. Gemüse ist bis auf wenige Ausnahmen (Wirsing, Artischocken, Rosenkohl) basisch. Besonders reich an Basen sind die Frühjahrsgemüse Sauerampfer und Löwenzahn, die von alters her die abgelagerten Säuren des Winters vertreiben sollen. Gemüse sollte deshalb bei allen Gerichten zu finden sein. Salate ergänzen eine ausgewogene Ernährung.

Obst. Ebenso sind alle Obstsorten basisch einzuordnen. Selbst wenn eine Frucht durch die Fruchtsäure „sauer schmeckt", so wird die Fruchtsäure im Körper „verbrannt", und die basischen Mineralien bleiben als Puffersubstanz zurück. Obst darf deshalb bei unserer Ernährung nie fehlen. Wenn Sie einen empfindlichen Magen-Darm-Kanal haben und rohes Obst schlecht vertragen, dünsten Sie das Obst. Die Mineralstoffe gehen dabei nicht verloren.

Gewürze. Auch Gewürze haben wegen ihrer Mineralzusammensetzung eine hohe basische Wirkung. Die Anzahl der Sternchen gibt die Güte der Mineralzusammensetzung an. Je mehr, desto besser.
*****: Ingwer, Kurkuma, Lorbeerblätter, Zimt
****: Curry, Petersilie, Thymian
***: Basilikum, Mohnsamen, Oregano, Vanille, weißer Pfeffer
**: Dill, Kümmel, Majoran, schwarzer Pfeffer, Senf
*: Paprika

wichtig
Um den Säure-Basen-Haushalt im Gleichgewicht zu halten, darf alles gegessen werden – jedoch muss eine entsprechende Zusammenstellung gewählt sowie auf besondere Stoffwechselprobleme eingegangen werden, und es müssen die Ernährungsregeln beachtet werden!

Fasten- und Diätkuren

Fastentage sind sehr gesundheitsförderlich, wenn man reichlich trinkt (Wasser, Kräutertee), Basen zuführt (basische Brühe, Basenpräparate) und die Ausscheidungsorgane anregt und unterstützt, damit die freigesetzten Säuren und Schlacken ausgeschieden werden.

Viele Fasten- und Diätvorschläge, die Sie in Zeitschriften nachlesen können, lassen überflüssige Pfunde in wenigen Tagen purzeln, da als Erstes reichlich Wasseransammlungen ausgeschieden werden. Wenn es dann an das „Eingemachte" geht, geht es langsamer voran, und es muss ein gehöriges Maß an Motivation zum Weitermachen vorliegen. Es können dann auch Heilreaktionen wie Gichtbeschwerden, Schwindelzustände, Kopfschmerzen und Hämorrhoidenprobleme auftreten. Aus der Sicht des Säure-Basen-Haushaltes sind dies aber akute Säureprobleme!

Vieles verändert sich dabei im Körper: Die Harnsäure steigt an, und durch die losgelösten Säuren aus dem Bindegewebe verschieben sich die Pufferverhältnisse des Säure-Basen-Haushaltes auf nahezu dramatische Art und Weise.

wichtig

Heilreaktionen müssen nicht sein, wenn bei einer Fastenkur Tee und Mineralwässer getrunken und Basen-Mineralmischungen zugeführt werden!

Aber Heilreaktionen können auch heilsam sein, wenn der Betroffene spürt, dass sich in ihm ein Gesundheitsprozess abspielt, und einen Lernprozess anstoßen, nicht mehr in alte, ungute Ernährungsgewohnheiten zurückzufallen.

GESUNDUNG DURCH ENTSÄUERUNG

Ausleiten und Säuren abpuffern

Aufgrund meiner Erfahrungen kann ich nicht eindringlich genug auf die Ausleitung und Pufferung dieser losgelösten Stoffwechselschlacken hinweisen! Hier zeigt sich die Qualität der Fastenkur. Es genügt also nicht allein, die Kalorienzufuhr zu bremsen. Es muss beachtet werden, dass der Körper sofort beginnt, von seinen eigenen Vorräten zu leben, dadurch aber die innere Biochemie umgestellt und Ausscheidungsvorgänge eingeleitet werden.

Es ist meine Erkenntnis aus Fastenkuren, dass viele Menschen nicht mehr trinken können. Vor allem Frauen schaffen es nicht mehr auf Anhieb, eine Flüssigkeitsmenge von zwei bis drei Liter am Tag zu trinken. Ein Glas Wasser deshalb nicht in einem Zug trinken wollen, sondern schluckweise in einer Viertelstunde. Die Zufuhr von Spülflüssigkeit muss wieder trainiert werden, um den Körper genügend dränieren zu können!

Kuren „stehen" im Allgemeinen, wenn nicht genügend Flüssigkeit oder basische Lebensmittel zugeführt werden. Bei Fleisch im Übermaß wird unweigerlich eine Säurestarre aufgebaut, die gleichbedeutend mit Gewichtsstillstand ist.

Ausscheidungsorgane anregen

Die Ausleitungs- und Ausscheidungsorgane des Menschen sind der Darm, die Nieren, die Lungen und die Haut. Sie müssen in einer Fasten-, d. h. Entgiftungszeit bewusst angeregt werden.

In der Fastenzeit wird es auch zur Reinigung der Seele kommen. Die ins Blut gelangten Säuren belasten die Seele sehr stark, und durch die Entgiftung wird der Geist wieder frei, bedrückende Gedanken „verrauchen" durch die Ausatmung der Kohlensäure in der Luft, und es kann oftmals eine Fasteneuphorie ausbrechen. Der Körper und der Geist fühlen sich leicht und frei, und es stehen wieder nicht mehr gekannte Energien zur Verfügung. Diesen Zustand kann jeder bestätigen, der schon einmal eine gut geführte Fastenkur an seinem eigenen Körper erlebt hat.

wichtig

Der Darm wird angeregt durch milde Abführlösungen, die Nieren durch genügendes Trinken (2–3 Liter am Tag), die Lungen durch bewusstes Ausatmen und Bewegung, die Haut durch Bürstenmassagen und Schwitzen (Sauna).

Schonung – Säuberung – Schulung

Eine milde, aber doch sehr nachhaltige Gesundungsform ist die milde Darmreinigung im Sinne von F.X. Mayr. Das entscheidende dabei ist das Weglassen der Abendmahlzeit und belastender Nahrungsmittel.

Franz Xaver Mayr hatte die Grundprinzipien seiner Diät herausgestellt: Schonung – Säuberung – Schulung

- **Schonung** heißt, durch eine Fastenkur oder eine sonstige Diätetik wie die Milchdiät nach Mayr den Darm vorübergehend zu schonen, damit er sich regenerieren kann. Auch an beliebigen einzelnen Tagen kann der Darm geschont werden, indem zum Beispiel keine Abendmahlzeit eingenommen wird.
- **Säuberung** heißt, morgens nüchtern eine isotonische Bittersalzlösung zu trinken, damit der Darm von dieser Lösung durchspült wird und es zur Anregung der Selbstreinigung kommt.
- **Schulung** heißt, zu einem vernünftigen Essritual zurückzufinden, insbesondere gründlichst zu kauen und langsam zu essen.

Zu diesen „3 S" möchte ich ein viertes „S" hinzustellen: **Säureausleitung**.

- Es soll bewusst darauf hingearbeitet werden, Basenstoffe dem Körper zuzuführen, um vorhandene Säuren zu puffern, so aus dem Körper auszuleiten und die Basenvorräte im Körper wieder genügend auffüllen zu können.

In diesem Zusammenhang möchte ich die Besonderheit der F. X. Mayr-Kur unter der Vielzahl der gepriesenen Kuren herausstellen. Eine Mayr-Kur reicht vom Teefasten über die Milch-Semmel-Diät mit und ohne Zulagen bis hin zur milden Ableitungsdiät. Sie ist keine Standardkur, die für jeden passen soll, sondern aufgrund der ärztlichen Untersuchung wird für jeden Patienten ein individuelles Programm festgelegt. Dadurch erklären sich die besonderen Erfolge dieser Kur.

Statt einer mehrtägigen Fastenkur können Sie auch öfters einen Fastentag zwischendurch einlegen. Wichtig bei beiden Programmen ist das morgendliche Trinken der Bittersalzlösung zur Anregung der Galle und des Darmtraktes. Während des Fastens sollten täglich basische Brühen verzehrt werden z.B. die Waldkirchner Basensuppe oder die Basen-Gemüse-Brühe (siehe S. 115). Mild anregend auf die Ausscheidungswege wirkt der Blutreinigungstee (Rezept siehe S. 122), der sich in meiner Praxis bewährt hat.

Bei allen Formen des Fastens sollen auf jeden Fall Basentabletten in individueller Dosierung genommen werden. Der Säure-Basen-Zustand des Urins ist dabei ein ausreichend guter Hinweis. Über den Tag werden die Urinausscheidungen mit dem pH-Papier gemessen und notiert. Sind die Werte dabei bei 5 und 6, müssen die Gaben erhöht werden, bei Werten um 7 und höher braucht die Dosierung nicht erhöht werden.

Wasser bedeutet Leben und Energie

Ohne Wasser gibt es kein Leben. In unserem Körper erfüllt es sehr viele lebenswichtige Funktionen. Trinken Sie also reichlich Wasser. Aber auch die äußerliche Wasseranwendung unterstützt den Körper bei der Entsäuerung.

Wasser ist der Schlüssel zur Entstehung des Lebens auf unserem Planeten; nur wo Wasser ist, ist auch Leben! Die Erdoberfläche ist zu zwei Dritteln von Wasser bedeckt; der Mensch besteht zu 60 bis 70 Prozent aus Wasser. Damit unser Organismus störungsfrei funktioniert, muss immer ausreichend Wasser in guter Qualität in unserem Körper vorhanden sein. Da unser Körper auf unterschiedliche Weise Wasser verbraucht und ausscheidet, ist es so wichtig, dass wir immer wieder ausreichend Wasser „nachfüllen".

Da Wasser durch seine Ionenstruktur Schmutzpartikel binden kann, können wir sogar mit klarem Wasser waschen. Eine Funktion, die Wasser in unserem Körper erfüllt. Bereits das neugeborene Kind kann durch Umwelteinflüsse während der Schwangerschaft oder durch eine ungesunde Lebensweise der Mutter vorbelastet sein. In der Kindheit kommen eventuell weitere Belastungen durch die häufige Einnahme von Antibiotika und fiebersenkenden Medikamenten hinzu. Alle diese Einflüsse hinterlassen in unserem Körper Spuren. Reines, kohlensäurearmes oder -freies Wasser hilft dem Organismus, die gesundheitsgefährdenden Stoffe herauszuwaschen.

Als der iranische Arzt F. Batmanghelidj aus politischen Gründen in seinem Land in Haft war, hatte er ein Schlüsselerlebnis, das ihn später bewog, intensiv die Wirkung des Wassers auf die Gesundheit zu erforschen: Es gelang ihm damals, einen Mitgefangenen dadurch von seinen starken Magenschmerzen zu befreien, indem er ihm 2 Gläser Wasser zu trinken gab.

Wasser ist unsere Hauptenergiequelle

In seinen späteren wissenschaftlichen Arbeiten führte Batmanghelidj aus, dass Wassermangel beziehungsweise lokale oder auch generelle Dehydratation zu drei Gruppen von Krankheitsbildern führt:
- **Auf emotionaler Ebene:** Man fühlt sich müde, reizbar, ängstlich, mutlos und depressiv. Der Kopf ist schwer, man schläft schlecht und leidet unter Angstzuständen.
- **Selbstregulation des Körpers:** Es entstehen folgende Krankheitsbilder: Asthma, Allergien, Bluthochdruck, Verstopfung.
- **Notsignale des Körpers bei lokalem Wassermangel:** Sodbrennen, Verdauungsbeschwerden, Herzschmerzen, Kreuzschmerzen, Migräne, rheumatische Gelenkbeschwerden, Weichteilrheumatismus, Übelkeit während der Schwangerschaft, Bulimie.

Nach Batmanghelidj ist Wasser unsere Hauptenergiequelle, es steuert, unter anderem als Bestandteil des Blutes, bestimmte Körperfunktionen.

Wasser
- dient dazu, die Nahrung in kleinere Bestandteile zu zerlegen, zu verstoffwechseln und in den Körper einzuschleusen
- ist das Hauptlösungsmittel für alle Nahrungsmittel, Vitamine und Mineralien
- ist verantwortlich für den Transport aller Stoffe im Körper
- transportiert Sauerstoff und Kohlensäure
- verdünnt das Blut und vermindert dadurch das Risiko von Herzinfarkten, Schlaganfällen und Durchblutungsstörungen
- liefert die Kraft und die elektrische Energie für alle unsere Gehirnfunktionen

- vermindert Stress, Angst und Depressionen
- sammelt giftige Abfallstoffe aus verschiedenen Körperteilen und transportiert sie zu Leber und Nieren zur Ausscheidung
- ist das Hauptgleitmittel in den Gelenkspalten
- füllt die Bandscheiben zu stoßdämpfenden Wasserkissen auf
- hilft Arthritis und Rückenschmerzen zu verhindern
- steigert die Leistung des Immunsystems im Knochenmark
- ist das beste Abführmittel und verhindert Verstopfung
- vermindert die Auswirkungen des Alterungsprozesses
- hilft beim Abnehmen
- mindert den Suchtdrang zu Koffein und Alkohol
- kann nicht gespeichert werden, es muss deshalb regelmäßig zugeführt werden

Aber: Viele Menschen trinken den ganzen Tag über nicht mehr als eine Tasse Kaffee zum Frühstück und essen vielleicht mittags noch einen Teller Suppe. Wird dem Körper nun reichlich reines Wasser zugeführt, so merkt dieser in Sekundenschnelle, dass ihm Gutes widerfährt, und öffnet seine „Giftschleusen". Als unangenehme, aber notwendige Folge dieser plötzlichen Entgiftung kann es zu Übelkeit und Erbrechen kommen. Lassen Sie sich nicht davon abschrecken, die positiven Auswirkungen des Wassers auf Ihren Organismus werden Sie überzeugen!

Trinkkuren mit Heilwässern

Mineral- und Heilwässer haben in Deutschland schon von alters her eine große historische Bedeutung. Manche greifen tief in den Säure-Basen-Haushalt ein, was aber meist nicht bekannt ist. Traditionell haben sie einen großen Nutzen bei Krankheiten, die aus der Sicht des Säure-Basen-Haushaltes erklärt werden können.

GESUNDUNG DURCH ENTSÄUERUNG

Staatl. Fachingen

Als Medizinstudent in der klinischen Ausbildung habe ich viele Nachtwachen in der Dialyseabteilung im Klinikum Mannheim gemacht. Zu dieser Zeit lernte ich das Heilwasser Staatl. Fachingen kennen. Die Nierenpatienten tranken es mit Selbstverständlichkeit. Damals fiel mir nur der säuerliche Geschmack auf. Erst heute weiß ich aber um die entscheidende biochemische Funktion, besonders im Körper der chronisch Nierenkranken.

Die Fachingen-Quelle liegt im bewaldeten Tal der Lahn nahe der Ortschaft Fachingen. Auch sie war schon den Römern bekannt, wurde aber erst 1746 wiederentdeckt und dann gleich in Steinkrügen verbreitet. Die Quelle ist ein typischer Säuerling, sein Hydrogencarbonatanteil beträgt ca. 1,8 Gramm/Liter. Die Heilanzeige besteht vor allem bei vermehrter Magensäurebildung (wie ich aber zeigte, ist dies eine Folge vermehrten Bedarfs an Natriumbicarbonat) und auch bei Magen-, Darm-, Nieren- und Stoffwechselleiden und Mineralstoffmangelzuständen.

> # WISSEN
> ## Kochsalz und Blutdruck
> In Zusammenhang mit hohem Blutdruck ist in den vergangenen Jahren vor hohem Kochsalzgenuss (Natriumchlorid) gewarnt worden, zugleich aber ist das Natriumbicarbonat dem gleichgesetzt worden. Von beiden Heilwässern, Staatl. Fachingen und Kaiser-Friedrich-Quelle, liegen Untersuchungen vor, die auf keinen Fall eine Blutdrucksteigerung ergaben, sogar eine Neigung zur Blutdrucksenkung. Salz ist also nicht gleich Salz! Generell ist zu bemerken, dass Kochsalz sparsam verwendet und durch Gewürzkräuter ersetzt werden sollte.

Kaiser-Friedrich-Quelle

Auch die Kaiser-Friedrich-Quelle hat einen Hydrogencarbonatanteil von etwas über 2 Gramm/Liter. Sie wurde erst 1888 bei Kühlwasserbohrungen für eine Brauereimaschinenfabrik entdeckt. Diesem Heilwasser wird eine günstige Wirkung auf die Besserung von Gelenk- und Muskelbeschwerden nachgesagt, es kommt auch zu Blutdrucksenkungen.

Badekuren

Es wird zunächst verwundern, dass auch bei Badekuren schon wieder das Natriumbicarbonat zur Entsäuerung anzutreffen ist. Aber schon von alters her sind bestimmte Thermalquellen bei Rheumapatienten sehr beliebt. Zu den Alltagserkrankungen konnten wir lesen, dass der Weichteilrheumatismus aus biologischer Sicht eine Übersäuerungskrankheit ist. Deshalb ist es fast zwingend, den Nutzen dieser Thermalquellen für die Heilung dieser Erkrankungen einzusetzen.

Heilbäder

Anlässlich einer Versuchsbohrung für Erdöl kam heißes Wasser ans Tageslicht. Das Wasser wurde untersucht, die Bedeutung erkannt, eine zweite Quelle wurde im Laufe der Jahre erschlossen. Bad Füssing war entstanden und hat sich in den letzten Jahren zu einem beliebten Kurort entwickelt. Bei der Zusammensetzung der Inhaltsstoffe des Wassers fällt wieder der hohe Anteil des Hydrogencarbonats mit 611 Milligramm pro Liter auf. Eine ähnliche steile Entwicklung hat Bad Griesbach genommen. 1973 wurden drei bis zu 60 Grad Celsius heiße Thermal-Mineral-Quellen erbohrt. Die Heilanzeigen haben sich aus den Anwendungsbeobachtungen ergeben: chronisch-entzündliche rheumatische Erkrankungen, degenerative und deformierende Wirbelsäulenerkrankungen, Weichteilrheumatismus und Zustände nach Operationen und Verletzungen am Bewegungsapparat. Die Wirksubstanz ist neben der Wärme auch hier wieder das Hydrogencarbonat mit einem Anteil von 770 Milligramm pro Liter. Dieses Heilwasser kann auch als Trinkkur verwendet werden mit den Heilanzeigen Knochenentkalkung und Altersatrophie des Knochenskeletts.

Basenbäder für zu Hause

Sie können auch zu Hause in der eigenen Badewanne Basenbäder nehmen. Lassen Sie ca. 37 °C warmes Wasser ein und lösen ca. 100 Gramm Natriumbicarbonat oder eine gute Handvoll Bullrich-Salz-Pulver auf und geben noch einen gehäuften Esslöffel Meersalz dazu. Baden Sie ungefähr eine ½ Stunde darin und ruhen anschließend eine Stunde nach. Solch ein Basenbad empfiehlt sich kurmäßig für Rheumatiker, aber auch bei beginnenden Infektionskrankheiten oder allgemeinen Schwächezuständen. Beim Basenbad werden nicht nur die Säuren aus dem Bindegewebe herausgewaschen, sondern auch die Inhaltsstoffe des Badewassers vom Körper aufgenommen. Die Wirkung eines Basenbades ist also sowohl lokal als auch ganzheitlich.

Entsäuerungsbad

Eine besonders stark reinigende und entsäuernde Wirkung hat das Entsäuerungsbad. Es zielt darauf hin, den Körper über die ganze Haut intensiv zu entgiften, das heißt zu entsäuern, und bei regelmäßiger Anwendung die Entgiftungsfunktion der Haut anzuregen. Am besten wird abends ein Vollbad genommen, Temperatur angenehm um 27 Grad Celsius. Nach 10 Minuten Baden wird der ganze Körper mit viel Seife und mit der Bürste gründlich bearbeitet. Dann bis zum Hals ins Wasser legen und noch 20–40 Minuten liegen bleiben. Heißes Wasser nachfließen lassen, wenn es zu kühl wird. Zum Abschluss wird nochmals der ganze Körper stark eingeseift und gebürstet, gründlich abgebraust und nach dem Abtrocknen Bettruhe gehalten.

Durch das Baden sehen Finger und Zehen ausgelaugt und zerfurcht aus. Auch die Schmutzschicht, die sich am Badewannenrand gebildet hat, ist ein Ergebnis der Auslaugung. Dieses Bad kann nach ärztlicher Anordnung im Extremfall täglich genommen werden, ansonsten ein- bis dreimal in der Woche. Es ist besonders zu empfehlen bei Rheumatikern, Patienten mit multipler Sklerose und bei anderen schweren Erkrankungen. Die Haut wird dabei als „die 3. Niere" zur Entgiftung herangezogen.

Saunabad

Ergänzend zur Badetherapie möchte ich die Möglichkeit der Entsäuerung durch ein Saunabad darstellen. Saunabaden hat großen Nutzen, bedeutet nicht Gewicht vermindern, sondern Entschlackungstherapie, Gefäß- und Immuntraining. Auch hier kann die Entsäuerung des Bindegewebes wesentlich verstärkt werden, wenn vor und nach dem Saunabad Natriumbicarbonat (z. B. als Bullrich Vital Basentabletten oder als Mineraltrunk der genannten Mineralquellen) zugeführt wird.

Die Wirkung ist dann so zu erklären: Der Körper wird ausgedrückt wie ein Schwamm, die zugeführte Flüssigkeit wird begierig aufgenommen, das Natriumbicarbonat oder die Basensalze fluten durch den ganzen Körper und landen schnell auf dem Müllabladeplatz des Körpers, wo sie die dort abgelagerten Säuren neutralisieren und sie zur Ausscheidung bringen. Schweißmessungen bestätigen die Durchflutung des Körpers.

Tägliches Brausebad

Auch das tägliche Brausebad trägt zur Entgiftung bei, da Säuren abgewaschen und die Haut durch den prickelnden Wasserstrahl in der Durchblutung angeregt und so eine Stoffwechselbelebung d. h. Entsäuerung eingeleitet wird.

Baseneinläufe

Schon von alters her werden Einläufe zur Giftausscheidung über den Darm erwähnt. Es besteht bei vielen Patienten eine falsche Scheu, sich dieser Therapie zu bedienen, obwohl Zäpfchen für verschiedenste Krankheiten großzügig benutzt werden. Bei Anwendung eines Einlaufs oder Klistiers empfiehlt sich die Zugabe von 3 g Natriumbicarbonat oder einen gehäuften Teelöffel Bullrich-Salz-Pulver auf ½ bis ¾ Liter körperwarmes Wasser. Es wird entweder ein Irrigatorbesteck benutzt oder einfacher, der sogenannte Klyso-matic.

Beim Baseneinlauf sind zwei Wirkprinzipien zu unterscheiden: Aufnahme über den Darm mit Wirkung im Gesamtorganismus und lokaler Säureausgleich bei verkrampftem Enddarm und Säurebrennen im Analbereich. Besonders bei Kindern hat sich diese Form bei Säureerbrechen bewährt, da hier wirklich ursächlich therapiert werden kann. Jegliche Analbeschwerden werden durch einen Baseneinlauf schwinden oder sich zumindest erheblich bessern lassen.

Massagetherapie

Einen eigenen Abschnitt möchte ich der Massagetherapie aus der Sicht des Säure-Basen-Haushaltes widmen. Aus langjähriger Praxistätigkeit weiß ich um die immer wiederkehrende Notwendigkeit der Verordnung von Massagen und Fangopackungen. Massagen sind in unserer Zeit oftmals auch ein Ersatz für „Streicheleinheiten für die Seele". In der Zeit der „ständigen" Gesundheitsreform können Massagen mit gleichzeitiger Entsäuerung sehr wirtschaftlich wirken!

Lokale Azidosen (Übersäuerungszustände) sind nicht nur im Gehirn, im Herzen und in den Beinen zu finden, sondern sie treten auch als alltägliche Gelosen (Gewebsknoten) im Bereich der Wirbelsäule, der Schultern, der Oberarme und der Oberschenkel (dort auch als Cellulitis besser bekannt) auf. Durch die Ablagerung von Säuremolekülen ist es vom Lösungs- zum Gelzustand gekommen, es sind teilweise sehr schmerzhafte Gewebeknoten entstanden. Im weiteren Sinne werden diese Veränderungen als „Weichteilrheuma" bezeichnet. Die klassische Behandlung mit Schmerzmitteln verstärkt meist nur den Teufelskreis der Beschwerden, da durch das Schlucken von Rheuma- und Schmerzmitteln zusätzliche Magenbeschwerden auftreten, die auch wieder behandelt werden müssen.

Deshalb muss die Grundlage einer angebrachten Massagetherapie eine intensive Entsäuerung sein. Durch die Hand des Behandlers werden aus der Muskulatur Säuren freigesetzt. Diese müssen nun auch wirklich ausgeschieden werden, sonst bleiben sie im Körper und bewirken bald wieder die gleichen Beschwerden. Im Klartext: Während der Massagen Basenmedikamente einnehmen, vielleicht auch einige Fastentage einlegen, Ernährung umstellen und viel trinken! So kann der Patient selbst einen Beitrag zur Hebung seiner Gesundheit leisten.

Basensalbe. Unterstützt werden kann eine Massage mit einer Basensalbe während der Behandlung oder in der Ruhephase. Dazu ist die Natronsalbe nach Oetinger zu empfehlen, die man sich in der Apotheke aus folgenden Bestandteilen anmischen lassen kann:
- Natrium bicarbonicum   3,0 g
- Aqua dest.   22,0 g
- Eucerin anhydr. ad.   50,0 g

Wickel. Auch hier möchte ich Ihnen einen Hinweis für die Leber geben. Wickel und Packungen können Sie nach Kneipp überall am Körper machen. Für die Leber ist aber der Leberwickel empfehlenswert. Ein Handtuch in heißem Wasser nass machen, um eine Wärmflasche wickeln, auf Leber- bzw. Oberbauchgegend legen, zudecken und ½ Stunde ruhen. Dieser Wickel ist besonders notwendig bei Fastenkuren, dann am besten vor der „Mittagsmahlzeit". Er kann aber auch zu einer anderen beliebigen Tageszeit gemacht werden.

GESUNDUNG DURCH ENTSÄUERUNG

Basische Nahrungsergänzungen und weitere Präparate

Im Abschnitt Ernährungsumstellung habe ich die Ernährung als die Grundlage eines gesunden Säure-Basen-Haushaltes herausgestellt. Denn „gesund essen" wäre eigentlich die normalste Form der Nahrungsaufnahme. Häufig reicht das allein jedoch nicht aus.

Denn in unserer Zeit sind die Nahrungsmittel an Mineralien nicht mehr so gehaltvoll, die Umweltbelastungen und der berufliche Leistungsdruck sind dagegen entscheidend größer geworden. Der Körper ist deshalb gezwungen, wesentlich mehr an Säuren abzupuffern. Auch die Umweltgifte müssen neutralisiert und ausgeschieden werden. Die vorhandenen Puffermineralien reichen dann eben nicht mehr aus und der Körper muss von seinen Vorräten leben.

Deshalb sind Ergänzungsgaben von Mineralstoffen immer öfter notwendig. Andererseits sollen diese nicht dauernd genommen werden, um nicht einen Gewöhnungseffekt zu erzielen. Niemand kann sich in unserer Zeit als völlig gesund bezeichnen, irgendein Wehwehchen tritt dann und wann bestimmt auf. „Gesund ist nur, wer nicht genügend untersucht wurde." Junge Menschen neigen dazu, über die Beschwerden von älteren Menschen zu lächeln. Bis sie selbst älter geworden sind und merken, dass sich auch bei ihnen der „Rost des Lebens" angesetzt hat. Dieser Rost sind eben diese „Verschlackungen", sprich Säureablagerungen in den verschiedensten Geweben.

Wenn man sich zur Entsäuerung entschlossen hat, sind Basenmineralmischungen auf jeden Fall in höherer Dosierung und kurmäßig über drei bis vier Wochen notwendig, um die Säuren zur Ausleitung zu bringen und die Basenreserven des Körpers aufzufüllen. Werden nur geringe Basenmengen aufgenommen, werden diese auf ihrem Weg zum Gewebe restlos aufgebraucht. Dann können aber die Säuren, die dort gelagert sind, praktisch nicht mehr neutralisiert werden, und „typische Säurekrankheiten" sind unausweichlich.

Wirkungen der wichtigsten Mineralstoffe

Die nachfolgenden Mineralien sind hier eine Auswahl für die besondere Bedeutung im Säure-Basen-Haushalt. Mineralien sind aber für den Körper unersetzlich. Sie sind Baustoffe und Überträgerstoffe. Auch ist die Auswertung von Laborbefunden von Mineralien bedeutsam. Noch im Normbereich zu sein heißt aber, bei Belastung nicht ausreichend versorgt zu sein, und es entstehen zunächst unklare Schwächezustände, die sich zu ernsthaften Erkrankungen verstärken können.

Kalium

Wirkungen. Kalium liegt im Körper zu 97–98 Prozent intrazellulär vor, befindet sich also innerhalb der Zellen, und nur zu ca. 2 Prozent im Blutserum, als Serumkalium. Ein Mensch mit 70 Kilogramm hat ungefähr 140 Gramm Kalium im Körper. Kalium hat folgende Aufgaben:
- Hauptelektrolyt im Intrazellulärraum (Innenraum der Zelle)
- Aktivierung von Enzymsystemen
- Erregung von Muskel- und Nervenzellen
- Förderung des Energiestoffwechsels im Herzen
- Mitwirkung beim Zuckertransport in der Zelle
- Bedeutung für die Biosynthese von Glykogen und Protein

Mangelzustände. Mangelzustände können bewirken:
- schneller Herzschlag bis hin zu Rhythmusstörungen
- Muskelschwäche, „Ameisenlaufen", Abschwächung von Reflexen
- Abschwächung der Darmtätigkeit bis zur Darmlähmung.

Bestimmung. Durch die Messung des Serumkaliums im Extrazellulärraum kann es zu schwerwiegenden Interpretationsirrtümern kommen. In einem Verordnungsfachbuch wird eine Kaliumtherapie erst unter 3,5 mmol/l als sinnvoll empfohlen. Ich habe in den letzten Jahren bei vielen Patienten die Basenpuffer und den Kaliumgehalt gemessen. In sehr vielen Fällen stimmt der Abfall der Basenpuffer im Blut mit einem Kaliummangel überein. Bei der Mehrzahl war der Kaliumgehalt an der unteren Grenze oder im unteren Drittelbereich. Wenn das Kalium bei der Messung im Extrazellulärraum bereits so niedrig ist, dann ist es auch genauso niedrig im Intrazellulärraum, und deshalb schon zu wenig. Bei zahlreichen Patienten konnten deshalb durch die verordnete Kaliumzufuhr die oben genannten Beschwerden des Mangelzustandes in kurzer Zeit behoben werden. Besonders Herzbeschwerden unklarer Ursache sind nach meiner Erfahrung fast immer Kaliummangelzustände. Ein Therapieversuch ist deshalb fast immer angezeigt. Und eine gesunde Niere kann zu viel Kalium ausscheiden.

〉〉 Konsequente Kaliumtherapie

Ein deutliches Beispiel der letzten Zeit: Ein Patient wird nach Operation eines Dickdarmkarzinoms und nachfolgender Bildung von Lebermetastasen mit einer Chemotherapie behandelt. Durch einen Stresszustand kam es zum Herzstillstand. Er hatte das Glück, gefunden und erfolgreich wiederbelebt zu werden. Zwei Wochen später kam er zu mir, die Säure-Basen-Messung im Blut ergab eine schwere intrazelluläre Übersäuerung und der Kaliumgehalt war unter dem Normbereich. Ich habe deshalb dem Patienten eine konsequente Kaliumtherapie angeraten. Sein Beispiel bestätigt meine konsequente Kaliumtherapie bei so vielen Patienten.

Quellen. Kalium ist natürlicherweise enthalten in Obst (Äpfel, Kirschen, Weintrauben, Aprikosen, Bananen), Hülsen- und Trockenfrüchten, Gemüse (Artischocken, Möhren, Kohlrabi, Rote Bete), Pumpernickelbrot, Kartoffeln.

BASISCHE NAHRUNGSERGÄNZUNGEN UND WEITERE PRÄPARATE

WISSEN

Bluthochdruck und Salz

In den letzten Jahrzehnten ist bei Hochdruckpatienten immer vor der zu hohen Einnahme von Kochsalz (Natriumchlorid) gewarnt worden. Dabei sind nur wenige Prozent salzempfindlich, bei denen wirklich der Blutdruck dadurch gesteigert wird. Meist ist jedoch Natrium in Heilwässern als Natriumhydrogencarbonat enthalten. Untersuchungen zum Heilwasser Fachingen haben jedoch beim Genuss eine Blutdrucksenkung ergeben. Salz ist also nicht gleich Salz!

Natrium

Wirkungen. Natrium ist notwendig zur Regulation des Wasserhaushaltes, des Säure-Basen-Gleichgewichtes und der Nerven- und Muskelerregbarkeit. Es ist mitbeteiligt an der Aufnahme von Kohlenhydraten und Aminosäuren. Es ist notwendig zur Muskelkontraktion und ist ein Enzymaktivator.

Mangelzustände. Natrium vermindert sich durch übermäßiges Schwitzen. Bei Mangelzuständen kommt es zu niedrigem Blutdruck, zur Apathie (Teilnahmslosigkeit), zu Muskelkrämpfen und zu Wasseransammlungen und insgesamt zur allgemeinen Übersäuerung. Eine zu geringe Natriumzufuhr kann auch den Cholesterinspiegel erhöhen.

Quellen. Natrium ist enthalten in Fleisch- und Wurstwaren, Hartkäse, Räucherfisch, Mineral- und Heilwässern und natürlich auch im Salz.

Calcium

Wirkungen. Knochen ohne Calcium sind undenkbar, ebenso die Zahnsubstanz. Es ist wichtig für die Blutgerinnung und die Muskelkontraktionen. Ungefähr 1 Kilogramm Calcium ist in einem Erwachsenen. Die aber vom Organismus verwertbare Menge des aufgenommenen Calciums ist von vielen Faktoren abhängig. Die Aufnahme im Darm ist vermindert bei Vitamin-D-Mangel, hohem Ballaststoffgehalt, hohem Oxalsäuregehalt (Spinat, Rhabarber). Erhöht kann die Calciumaufnahme werden durch die gleichzeitige Einnahme von Milchzucker. Trotzdem werden normalerweise nur 20-40 % des Calciums in der Nahrung vom Körper aufgenommen.

Mangelzustände. Bei einem Mangel an Calcium kommt es zum Knochenabbau (Osteoporose).

Quellen. Calcium ist bevorzugt enthalten in Milchprodukten, Gemüse, Mineral- und Heilwässern.

Zink

Wirkungen. Zink ist wichtig für die Wundheilung und das Wachstum. Zink ist aber auch das Zentralmolekül für das Enzym Carboanydrase, das für den Abtransport des Kohlendioxids während der Atmung sorgt. Hohe Konzentrationen sind in den roten Blutkörperchen, in der Magenschleimhaut, den Nieren und in den Augenlinsen. Auch die Bauchspeicheldrüse braucht das Zink für die Produktion des Insulins. Ohne Zink kein Insulin, deshalb sollten Diabetiker auf eine genügend hohe Zinkeinnahme achten.

Mangelzustände. Zinkverarmung führt zur Infektanfälligkeit. Ausgeschieden über den Urin wird Zink bei psychischem und körperlichem Stress. Auch Appetitmangel und fehlende Geschmacksempfindung kann ein Hinweis auf Zinkmangel sein.

Quellen. Zink ist enthalten in Hülsenfrüchten (besonders Bohnen), in Vollkornbrot, Weizenkleie und Kürbiskernen. Innereien, Muskelfleisch; verschiedene Fischarten und besonders Schalentiere sind zinkreich.

Magnesium

Wirkungen. Magnesium ist fast überall in unserem Körper zu finden, aber nur zu einem geringen Teil im Blut. Über 300 Steuersubstanzen unseres Stoffwechsels brauchen Magnesium. Durch Schwitzen verliert der Körper Magnesium, und meist enthält die Nahrung nicht genug.

Mangelzustände. Beim Menschen zeigen sich vier Gruppen von Magnesiummangel:

1. **Gehirnformen:** Dabei kommt es zu nervösen, depressiven oder anfallsartigen Störungen, zu Schwindel, Kopfdruck, Benommenheit, Konzentrationsschwäche, Durchblutungsstörung im Gehirn.
2. **Herzformen:** Durch die erhöhte Erregbarkeit des Herzmuskels kann es zu Krämpfen der Herzkranzgefäße und zu Rhythmusstörungen des Herzens mit Extraschlägen kommen.
3. **Magen-Darm-Formen:** Die erhöhte Erregbarkeit der glatten Muskulatur kann zu Übelkeit, Erbrechen, Darmverkrampfungen und Durchfällen führen.
4. **Muskuläre Formen:** Die Krämpfe der Muskeln können zu Wadenkrämpfen, Fußsohlenkrämpfen und Beschwerden in der Muskulatur der gesamten Wirbelsäulenmuskulatur führen. Auch Taubheitsgefühle in den Händen oder im Gesicht sowie Kau- und Schluckkrämpfe können durch einen Magnesiummangel verursacht sein.

Die Magnesiumausscheidung über die Niere wird gefördert durch zu hohen Calciumgehalt und durch zu hohen Blutzuckerspiegel, ebenso durch erhöhten Alkoholgenuss, durch Schilddrüsenhormone, durch wassertreibende Mittel und auch besonders durch eine Stoffwechselübersäuerung.

Quellen. Magnesium ist enthalten in Obst (Bananen, Brombeeren), Gemüse (Spinat, Grünkohl, Rote Bete).

Eisen

Wirkungen. Eisen ist der Bestandteil der roten Blutkörperchen, deshalb wichtig für den Sauerstofftransport und die Sauerstoffverwertung. Sauerstoff ist wichtig für die Energiebereitstellung in den Zellen; ohne Sauerstoff kommt es zur Milchsäurebildung in den Zellen, also zur lokalen Übersäuerung.

Quellen. Eisen ist enthalten in Obst (Himbeeren, Brombeeren, Erdbeeren) und in Gemüse (Sellerie, Spinat, Möhren).

Basenmineralmischungen

Nach Sander, dem vielleicht bedeutendsten Säure-Basen-Forscher der letzten Jahrzehnte, ist folgende Basenpulver-Mischung zu empfehlen:
- Natrium phosphoricum   10,0 g
- Kalium bicarbonicum   10,0 g
- Calcium carbonicum   100,0 g
- Natrium bicarbonicum   80,0 g

Davon nimmt man vormittags und abends 1 Teelöffel auf ½ Liter Wasser.

Fertigpräparate

Von der pharmazeutischen Industrie gibt es Fertigpräparate, die in Apotheken, Drogerien, Reformhäusern, teilweise auch im Gesundheitsregal von Lebensmittelketten angeboten werden. Leider sind durch die Gesundheitsreform bewährte Mischungen vom Markt verschwunden, da sich für die Firmen aufwendige Prüfungen betriebswirtschaftlich nicht rechnen. Die folgende Auflistung enthält nach meinem Wissensstand die wichtigsten Präparate:

- Abtei Basische Vitalstoffe
- Alkala N Pulver und Tabletten
- Basenpulver und Basentabs von Pascoe
- Basica Pulver, Basica compact, Basica instant, Basica Sport
- Basosyx Tabletten
- Bullrich Salz Tabletten und Pulver
- Bullrichs Vital Tabletten und Pulver
- Flügge Basen-Medical Pulver
- Gelum Tropfen
- Kaiser Natron Pulver und Tabletten
- Matricell Königinnentrank
- Metz Aktiv-Kalk Pulver
- Neukönigsförder Mineraltabletten
- Uralyt U Granulat, Ventracid N Dragees

Wenn ein ähnliches Produkt nicht aufgelistet ist, bedeutet dies nicht, dass es bei einer Einnahme wirkungslos wäre. Vielleicht haben Sie das eine oder andere schon einmal genommen, wussten aber nicht genau warum. Nun hoffe ich, dass Ihnen die Bedeutung klar geworden ist. Bei einer Einnahme können Sie prinzipiell nichts falsch machen, wenn Sie sich an die Einnahme- bzw. Verzehrempfehlung halten.

Wirkungen der Präparate

Eine starke Wirkung haben alle Mittel, die einen hohen Anteil von Natriumbicarbonat (Natriumhydrogencarbonat) enthalten:
- Bullrich Salz, Kaiser Natron und Bicanorm: Über 170 Jahre alt ist das Bullrich Salz, von dem früher flotte Sprüche bekannt waren wie: „Seitdem das Bullrich Salz entdeckt, darf jeder essen, was ihm schmeckt." Eine Weiterentwicklung für den heutigen mineralstoffarmen Durchschnittsbürger sind Bullrichs Vital Basentabletten. Sie enthalten neben Natriumbicarbonat Kalium, Calcium, Magnesium und Natriumphosphat zur Nierenanregung. Der Vorteil ist die einfache Einnahme und die praktische Mitnahme für unterwegs.

- Auf Mineralbasis sind aufgebaut: Basentabs Pascoe, Basica, Basosyx, Metz Aktiv-Kalk, Neukönigsförder Mineraltabletten; für Kinder und Erwachsene, die keine Tabletten schlucken können, sind alle Pulver geeignet. Sie können jedoch einen gewissen Eigengeschmack haben, der aber durch Zugabe von Fruchtsaft verdeckt werden kann.
- Für Magenschmerzen wird nach dem Beipackzettel Alkala N empfohlen. Gegen Übersäuerungszustände des Darmtraktes ist Ventracid N anzuwenden.
- Eine Sonderrolle haben die Gelum Tropfen, die ein Mineralgemisch sind und die rechtsdrehende Milchsäure enthalten. Es kommt dabei besonders zur Entgiftung über die Leber.
- Matricell Königinnentrank ist eine Mischung aus Gelée Royale, Propolis-Extrakt und Blütenpollen-Extrakt. Damit enthält dieses Produkt Vitamine, Aminosäuren, Mineralstoffe und Spurenelemente in natürlicher Zusammensetzung aus den vier Naturstoffen, die die Bienen als einzige Lebewesen auf unserem Planeten produzieren bzw. nutzen können: Gelée Royale, Propolis, Blütenpollen und Honig. Eine eigene Studie zu diesem Präparat hat ergeben, dass der Intrazellulärpuffer bei der Messung der Basenpufferkapazitäten im Blut gegenüber einem reinem Mineralpräparat deutlich besser angestiegen war.
- Uralyt U wird zur Nachbehandlung von Nierensteinen angewendet. Als „Nebeneffekt" wird eine deutliche Harmonisierung des gesamten Säure-Basen-Haushaltes erreicht. Nach meiner Erfahrung kann es auch bei schon bestehenden Nierenfunktionsschwächen genommen werden, teilweise kann so die drohende Dialyse hinausgeschoben werden.

Heilreaktionen

Bei der milden Behandlung, gleichbedeutend mit wenig Basenpulver oder Basentabletten, werden sich wahrscheinlich keine Heilreaktionen einstellen. Dafür dauert die Heilung länger. Reaktionen in Form von durchfälligen Stühlen können aber auftreten, da durch die Basenzufuhr die basenliebenden Organe (Leber, Gallenblase, Bauchspeicheldrüse und Dünndarmdrüsen) biochemisch belebt werden und eine Darmsäuberung eintritt. In schweren Fällen kann es aber sein, dass es fast explosionsartig zu reinigenden Stühlen kommt, wobei der säurescharfe Stuhl Analbrennen und dadurch auch kurzzeitig Hämorrhoidenbeschwerden auslöst. In diesen Fällen helfen rasch Einläufe oder Klistiere mit einem Zusatz von Natriumbicarbonat (ca. 1 gehäufter Teelöffel auf ½ Liter Wasser).

Es kann sich auch ein „Ziehen" im ganzen Körper bemerkbar machen. Eigenartigerweise verursacht die Einlagerung von Stoffwechselschlacken und Säuren keine Beschwerden, sehr wohl jedoch die Ablösung und Ausschwemmung.

Eine besonders wichtige Heilreaktion ist das Sodbrennen im Magen, das nach der Einnahme von Basenpräparaten auftreten kann. Dieses Sodbrennen, auch wenn noch nie aufgetreten, ist als eine notventilartige Säureentleerung über die Belegzellen zu verstehen, da der Körper jetzt die Möglichkeit sieht, sich seiner Säuren zu entledigen, und dies zunächst überschießend geschieht. Hier empfiehlt sich einige Minuten später noch einmal eine Gabe von z. B. 1 Teelöffel Basengemisch oder 2–3 Tabletten, dann wird dieses Säuresymptom Sodbrennen schnell verschwinden.

Pflanzliche Präparate

Entscheidend ist immer die Ausleitung über Leber und Niere. Hier gibt es genügend Fertigpräparate erhältlich in der Apotheke oder auch im Reformhaus. Ein Leber-Galle-Mittel ist mehr angezeigt bei Oberbauchdruck oder Gallezwicken, ein Nierenmittel bei früheren Erkrankungen im Nieren-Blasen-Bereich. Auch ein tageweiser Wechsel ist empfehlenswert, 3 Tage ein Lebermittel, dann 3 Tage ein Nierenmittel. Um als Vorschlag einige Namen zu nennen:

GESUNDUNG DURCH ENTSÄUERUNG

- Derivatio H Tabletten   Entgiftung, Entsäuerung
- Lactopurum Tabletten   Entsäuerung
- Sanuvis Tropfen   Entsäuerung
- Citrokehl   Stoffwechselanregung
- Girheulit HM Tabletten   Ausscheidung von Ablagerungen
- MC-Bon 1-2-3   Entgiftung, Schwermetallausleitung

Säureblocker

Die Einnahme von sogenannten Säureblockern bei Magenbeschwerden ist fast medizinischer Standard geworden. Bei akuten Magenschmerzen oder besonders bei einem Magengeschwür ist dagegen nichts einzuwenden, weil der Schmerz, der durch ein Zuviel an Säure verursacht wird, relativ schnell gemildert werden kann. Hier ist aber wichtig, die Ursachen für die Entstehung von Magenerkrankungen zu behandeln oder Lebensgewohnheiten zu ändern, weil sonst eine Ab-

WISSEN

Schüßler-Salze

Vielen sind die Schüßler-Salze bekannt und sind auch zu Hause schon vorrätig. Das Hauptmittel für eine Entsäuerung ist Natrium phosphoricum D6, 3 x 1 Tablette lutschen. Geht Ihnen alles zu langsam, so können Sie wechseln zu Natrium sulfuricum D6 ebenfalls 3 x 1. Kalium sulfuricum D6 ist hilfreich zur Leberstützung und zum Eiweißabbau. Sie können diese drei Mittel auch tageweise abwechseln. Speziell für die Haut ist die Einnahme von Silicea D12 angezeigt.

Wenn Kinder die Einnahme empfohlener Basenpräparate nicht mögen, so ist das homöopathische Natriumbicarbonat Natrium bicarbonicum D6 3 x 1 Tablette empfehlenswert.

hängigkeit entstehen kann. Wird die Ursache nicht behoben, ändert ein Säureblocker auf keinen Fall eine falsche Lebensgewohnheit, wie z. B. Rauchen oder Alkoholgenuss.

Inzwischen mehren sich die Stimmen, die an einer zu langen oder nicht durch eine genaue Diagnose belegten Einnahme Kritik üben. Die Magensäure mit einem pH-Wert von 1–2 hat von der Evolution her sicher die Aufgabe, geschluckte Krankheitskeime durch die Säure zu inaktivieren und die Eiweißverdauung einzuleiten. Wird der pH-Wert jedoch dauerhaft durch die ständige Einnahme auf einen Wert von 4 erhöht, so bleiben die Krankheitskeime aktiv und die weiteren Verdauungsvorgänge sind gestört. Studien haben bereits ergeben, dass beispielsweise Lungenentzündungen vermehrt bei Patienten mit der Einnahme dieser Medikamente aufgetreten sind.

Entsäuerung durch Milchsäure (Brottrunk-Kur)

> Milchsäure wirkt ausgleichend auf den Säure-Basen-Haushalt und entfaltet zahlreiche positive Wirkungen bei Erkrankungen, die auf eine Übersäuerung zurückzuführen sind.

Bald nach meiner intensiven Beschäftigung mit dem Säure-Basen-Haushalt bekam ich im Sommer 1985 eine Flasche eines milchsauren Getränkes, den Brottrunk (Hersteller siehe Service) in die Hände. Zu dieser Zeit waren schon Berichte von Linderungen verschiedener Krankheiten bekannt. Die Skepsis war groß, wie dieses saure Getränk ausgleichend im Säure-Basen-Haushalt wirken könne. Im Januar 1986 konnte ich den Erfinder, den Bäckermeister Wilhelm Kanne, bei einem Vortrag in Passau selbst kennen lernen.

Ich habe dann eigene Studien durchgeführt und musste mich von den besonderen Wirkungen überzeugen lassen.

Aus Russland und Estland stammt die alte Tradition der Herstellung gesunder, milchsaurer Getränke aus Getreide bzw. Brot, bekannt unter dem Namen Kwass. Es ist das Verdienst von Wilhelm Kanne, eine reine Milchsäuregärung ohne Bildung von Alkohol erreicht zu haben. Die Herstellung für sich ist bereits eine Qualitätssicherung. Eine reine milchsaure Gärung gelingt nur mit Vollkornbrot, das mit Getreide aus biologischem Anbau und über eine Natursauerteigführung gebacken wird. Mit diesem Brot wird dann durch eine weitere Fermentation der Brottrunk nach Kanne gewonnen.

Die Bedeutung der milchsauren Lebensmittel hat Prof. Matzkies (Stoffwechselforscher, Internist) in einer Grundlagenarbeit so erklärt:

„Durch die Zufuhr von Säure kommt es keineswegs immer zu einer Säurebelastung des Organismus. Fruchtsäuren und auch Laktat (das Salz der Milchsäure) werden im Stoffwechsel oxidiert. Dabei wirken diese Säuren als Basenspender, da biochemisch ein Säuremolekül ‚verbrannt' wird." Hierdurch erklärt sich die eigenartige Situation, dass eine Säure im Stoffwechsel eine basische Wirkung hat. Dies trifft besonders auf den Brottrunk zu.

Positive Wirkungen der Milchsäure

Die Milchsäure in diesem Getränk hat äußerlich eine Desinfektionswirkung, bietet einen natürlichen Schutz gegen Infektionen der Mundhöhle und fördert die Heilung von Durchfallerkrankungen. Dr. Ionescu von der Neurodermitisklinik Neukirchen gelang 1993 der Beweis, dass Darmpilze durch Trinken von Brottrunk vermindert werden. Die Neurodermitis ist für jeden Therapeuten eine Herausforderung. Es hat keinen Sinn, nur äußerliche Salbenanwendungen vorzunehmen, da die Neurodermitis eine Krankheit ist, die von innen kommt und von der Psyche stark beeinflusst wird. Bei Kindern muss die Mutter in die Therapie miteinbezogen werden.

Akute und chronische Lebererkrankungen bedürfen ebenfalls der Zufuhr von Milchsäure. Es wurde schon erwähnt, dass auch die Leber eine wichtige Rolle im Säure-Basen-Gleichgewicht spielt. Bei Patienten mit Holzschutzmittelvergiftungen sind oft erhöhte Leberwerte (Transaminasen) festzustellen. Dabei wirkt die Milchsäure ausleitend auf diese Giftverbindungen.

Auch der Herzmuskel braucht die Milchsäure als den eigentlichen Energiespender; nach Kern ist der Herzinfarkt eine Säurekatastrophe des Herzmuskels. Die Gesunderhaltung dieses besonderen Organs ist von lebenswichtiger Bedeutung. Der Herzmuskel wird umso besser arbeiten, je entsäuerter er ist bzw. je mehr Milchsäuregemisch angeboten wird. Diese Tatsache gilt natürlich auch bei den Krankheitsbildern der koronaren Durchblutungsstörung und beim Herzasthma.

Ein krankhafter Mangel an Milchsäure liegt weiterhin vor bei Alkohol- und Nikotinmissbrauch, Infektionen und Bluthochdruck. Bei der Betrachtung des Säure-Basen-Haushaltes ist dabei immer eine Übersäuerung anzutreffen.

Auch die Wachstumshemmung der Kinder hat eine Ursache in der „Säurestarre", die durch das Milchsäuregemisch aufgebrochen wird. Die chronische Übersäuerung wirkt sich blockierend auf verschiedene hormonelle Regelkreise aus, sodass eine Erschöpfung der Nebennierenrinde auftreten kann mit schneller körperlicher Erschöpfung, ständiger Müdigkeit und niedrigem Blutdruck. Die Milchsäure bewirkt dagegen eine Anregung der Nebennierenrinde.

Prof. Matzkies konnte bei seinen Untersuchungen feststellen, dass es durch dieses Lebensmittel zu einer Cholesterinsenkung kommt. Entscheidend aber ist auch, wie Prof. Grossart-Maticek herausfand, dass die Milchsäure im Brottrunk regulativ wirkt.

Erste Studien an strahlenbelasteten Kindern nach dem Tschernobyl-Unfall in Weißrussland haben ergeben, dass der Genuss von Brottrunk die Ausleitung der radioaktiven Substanzen aus dem menschlichen Organismus fördert. Diese fast sensationelle Tatsache passt meiner Meinung nach zu den Patientenberichten während oder nach einer Bestrahlung wegen einer Tumorerkrankung. Diese Patienten stellten fest, dass bei ihnen fast keine Nebenwirkungen (Erbrechen, Übelkeit, schlechter Allgemeinzustand) auftraten, gegenüber anderen Patienten, die keinen Brottrunk zu sich genommen hatten.

Bei anderen Erkrankungen, die auf eine Übersäuerung zurückzuführen sind und die schon besprochen wurden, wirkt der Brottrunk ähnlich entgiftend.

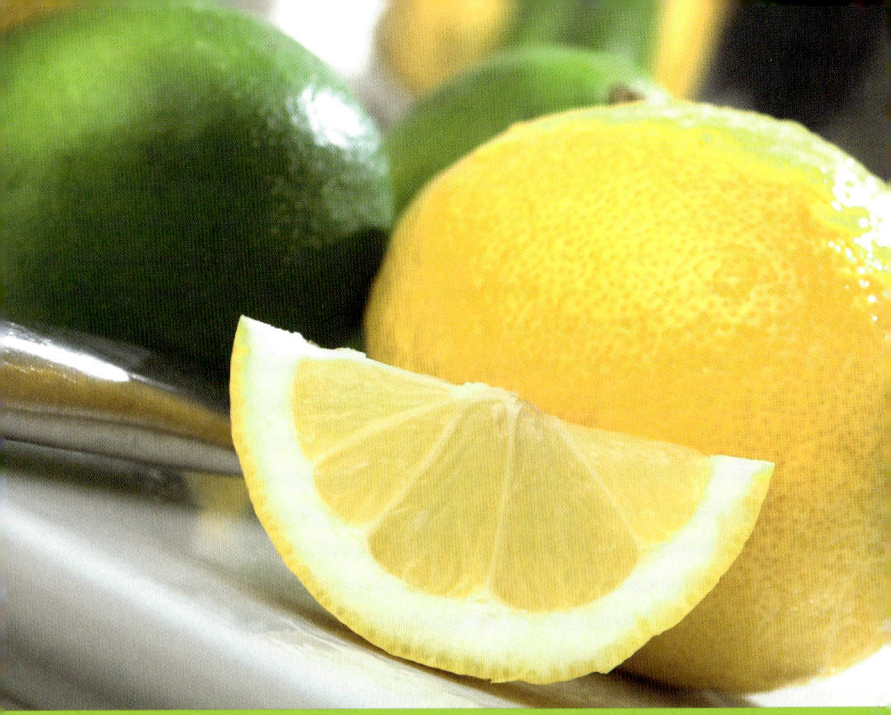

Praktische Tipps und Rezepte

Warum macht Zucker Heißhunger? Warum ist Bewegung so wichtig? Wie gelingt die nachhaltige Umstellung? – Die Antworten sowie schmackhafte Basenrezepte finden Sie hier.

PRAKTISCHE TIPPS UND REZEPTE

Blockaden der Entsäuerung

Die Angewohnheit, große Zuckermengen in Form von Marmelade, Haushaltszucker, süßem Kuchen etc. zu essen, führt paradoxerweise immer wieder zur Unterzuckerung – und zur Übersäuerung. Unterzuckerung deshalb, weil rasch der Gegenspieler – das Insulin – zur Ausschüttung kommt und der Blutzuckerspiegel zu stark absinkt, was wiederum zu Heißhunger auf Süßes führt – ein Teufelskreis ist entstanden. Übersäuerungszustände entstehen durch Gärungsvorgänge im Darm.

Hyperinsulinismus: zu viel Insulin

Erschrecken Sie bitte nicht vor diesem Wort. Insulin ist jedem bekannt, hyper heißt zu viel, Hyperinsulinismus ist also ein Zustand, mit dauernder Insulinausschüttung. Wir haben schon gehört, der Mensch ist ein endliches Wesen, und auch jede Hormonausschüttung hat seine Grenzen. Aber warum kommt es zu diesem Zustand? Lassen Sie mich dies erklären.

Schokolade, Bonbons, Eis – immer wieder wird gerne zur süßen Verführung gegriffen. Die Deutschen sind beim Zucker Rekordverbraucher: rund 35 Kilogramm nimmt jeder Bundesbürger durchschnittlich im Jahr auf. Doch der geliebte Zucker wird unterschiedlich in seinen Wirkungen von der Schulmedizin und der Naturheilkunde beurteilt.

Noch vor 150 Jahren war Zucker ein seltener Luxusartikel für Reiche. Von Natur aus ist Zucker in Obst, Gemüse und Trockenfrüchten enthalten. Den weißen oder braunen Zucker aus dem Geschäft bräuchten wir also gar nicht. Kartoffeln, Getreide und Brot enthalten Stärke, die der Organismus auch wieder in Kohlenhydrate, also Zucker umbaut.

Manche brauchen jedoch schon morgens als Energieschub ihr Honig- oder Marmeladebrot, nicht nur, weil es süß schmeckt. Doch das Brot selbst schmeckt auch süßlich, wenn es nur lange genug gekaut wird! Denken wir an den schon genannten Satz: Kauen und einspeicheln! Beim Kauvorgang wirken die Enzyme im Speichel und spalten die Stärke in kleinere Zuckermoleküle, da unser Körper nur Stoffe aufnehmen kann, die aus einfachen Bausteinen bestehen. Nur diese können vom Darm ins Blut weitergeleitet werden. Und der kleinste Zuckerbaustein ist der Einfachzucker Glukose, der sich auch als Blutzucker messen lässt.

Regulation des Blutzuckerspiegels

Zwei Hormone, Insulin und Glukagon (beide werden in der Bauchspeicheldrüse gebildet) steuern den Stoffwechsel der Kohlenhydrate. Insulin senkt den Blutzuckerspiegel, Glukagon hebt ihn. Verzehrt man Kohlenhydrate, steigt der Blutzuckerspiegel.

Wird reichlich Süßes gegessen, steigt der Blutzuckerspiegel sehr rasch, denn den Einfachzucker aus Süßigkeiten kann der Körper schnell aufnehmen. Um dem Anstieg des Blutzuckerspiegels entgegenzuwirken, wird nun Insulin aus der Bauchspeicheldrüse ausgeschüttet. Dies kann der Körper nicht ganz präzise steuern, und so kann der Blutzucker in einen relativen Unterzuckerbereich abgleiten. Als Folge bekommt das Gehirn wieder zu wenig Brennstoff, es signalisiert: den Blutzuckerspiegel erhöhen. Und der Kreislauf beginnt von vorne. Ein dauerhaft überhöhter Blutzuckerspiegel führt zu Bluthochdruck, Fettsucht und Diabetes mellitus.

Anders ist es beim Genuss von langkettigen Zuckermolekülen, wie der Stärke aus Kartoffeln, Getreide und Brot. Hier braucht der Körper zum Abbau mehr Zeit, der Blutzuckerspiegel steigt wesentlich langsamer, und die nachfolgende Ausschüttung von Insulin erfolgt harmonischer. Wir haben deshalb nach einer stärkehaltigen Mahlzeit nicht so schnell wieder Hunger.

Unterzuckerung und Heißhungerattacken

Auch ein nicht zuckerkranker Mensch kann demnach eine Unterzuckerung (Hypoglykämie) erleiden, wenn er viele schnell resorbierbare Kohlenhydrate ohne Ballaststoffe zu sich nimmt, zum Beispiel ein Frühstück mit Weißbrot, Marmelade und Zucker im Kaffee. Dann treiben Zucker und Stärke überfallartig den Blutzuckerspiegel in die Höhe, was eine entsprechend hohe Insulinausschüttung hervorruft.

Das Insulin bewirkt eine übergründliche Säuberung des Blutes von Zucker, was eine Unterzuckerung mit Heißhungerattacke auslöst. Um solche Anfälle zu vermeiden, die meist am späteren Vormittag oder kurz nach Mitternacht auftreten, sollte man ein Frühstück mit ausreichend Ballaststoffen (Vollwertbrot) zu sich nehmen. Der nächtlichen Unterzuckerung kann durch eine kleine Mahlzeit am Abend vorgebeugt werden.

Sobald Sie als gesunder Mensch weniger essen, also Ihre tägliche Energiezufuhr vermindern, werden bei gleich bleibendem Energieverbrauch Glykogen und Fett im Körper abgebaut, um den Zuckerspiegel im Normalbereich zu halten. Da das nicht immer völlig harmonisch geschieht, kann auch hier eine Unterzuckerung auftreten. Trinken Sie deshalb bei einer Kalorienreduzierung schon am späteren Vormittag eine basische Gemüsebrühe oder auch nur ein Glas Wasser und nehmen Sie 2–3 Basentabletten ein, dann wirken Sie einer Unterzuckerung entgegen.

Vegetative Ermüdung

Es wäre doch toll, wenn Sie den ganzen Tag fit und leistungsfähig wären. Aber spätestens am Nachmittag oder am Abend merken Sie meist einen Leistungsabfall. Sicherlich, die Tasse Kaffee wird Sie wieder munterer machen. Morgens haben Sie sich so viel vorgenommen, und jetzt merken Sie, dass es eben nicht mehr geht.

Warum ist das so? Ganz einfach: Das vegetative Nervensystem steuert Ihren Nerven- und Energiehaushalt. Der Körper ist keine immerwährende Batterie, es erschöpft sich die Tagesenergie, der Körper wird müde, die Batterie braucht wieder Ruhe zur Aufladung. Sicherlich: Wenn Sie etwas Dringliches und Wichtiges zu erledigen haben, wird die Droge Koffein schon noch weiterhelfen, aber auf Dauer wird Ihr Körper Schaden leiden, Sie werden nach und nach Ihre Basendepots entleeren und dann spüren Sie eines der genannten Übersäuerungssymptome.

Deshalb empfehle ich Ihnen neben dem Muntermacher auch zwei, drei Basentabletten oder einen Teelöffel Basenmischung in Wasser aufgelöst, oder auch probeweise nur die Basenmischung oder ein Glas Brottrunk. Einfach sich und seinen Körper kennenlernen!

PRAKTISCHE TIPPS UND REZEPTE

Entsäuerung durch Sport und Bewegung

Regelmäßige Bewegung ist unabdingbar, um gesund zu werden und zu bleiben. Sie verbessert u.a. den Nährstofftransport im gesamten Körper und den Abtransport von Schlacken und Säuren. Die Blutzirkulation wird verstärkt, die Kapillaren öffnen sich, und Blut und damit Sauerstoff wird in alle Zellen transportiert.

Entwicklungsgeschichtlich betrachtet war der Mensch immer unterwegs, und zwar zu Fuß. Wir waren Jäger und Sammler; die Männer erlegten das Wild und die Frauen sammelten Holz und zum Beispiel Beeren. Die Menschen führten lange Zeit ein Nomadendasein und legten dabei große Strecken zurück. Auch nachdem sie sesshaft geworden waren, wurden alle Wege noch zu Fuß zurückgelegt. Andere Fortbewegungsmittel wie Pferde oder Wagen sind vergleichsweise jung und blieben bis ins 20. Jahrhundert hinein den Bessergestellten vorbehalten – was deren Gesundheit nicht unbedingt zuträglich war.

Unser Muskelsystem in Bewegung

Neben dem verzweigten Bindegewebe ist die Muskulatur das schwerste Organ unseres Körpers. Über 600 große und kleine Muskeln halten uns täglich in Bewegung. Beim Durchschnittsmenschen machen die Muskeln 40 Prozent des Körpergewichts aus, bei einem trainierten Sportler natürlich noch mehr. Wir machen uns nicht klar, dass wir für jede noch so kleine Bewegung ein Muskelpaar benötigen, das Anspannung und Entspannung möglich macht.

Bewegung belebt den ganzen Körper, wir brauchen sie, um fit und gesund zu bleiben. Dem Gesundheitssystem entstehen durch Bewegungsmangel erhebliche Kosten. Indes können Übergewicht, Rückenschmerzen, Depressionen und auch Suchterkrankungen durch Bewegung gelindert oder sogar ganz geheilt werden.

Wer rastet, der rostet

Wenn wir über einen längeren Zeitraum nicht aktiv sind, bildet sich die Muskulatur zurück und auch Gelenkknorpel, Sehnen und Bänder nehmen Schaden. Die Gelenkstrukturen trocknen sozusagen. Wir werden dann zunehmend unbeweglich. Wenn der Kalksalzgehalt vermindert ist, lässt sich dies sogar im Röntgenbild feststellen.

Am deutlichsten bemerken wir solche Veränderungen nach einem Arm- oder Beinbruch, wenn wir längere Zeit einen Gips tragen müssen. Das betroffene Körperteil ist nach der Gipsabnahme fast nicht wiederzuerkennen. Durch die Inaktivität hat sich die Muskulatur erheblich zurückgebildet, und die Beweglichkeit hat sich ebenfalls stark vermindert.

Schönheit durch Bewegung

Laufen oder genauso flottes Gehen fördert die Durchblutung und die Sauerstoffaufnahme. Dadurch werden Haut und Gewebe gut versorgt, die Mikrozirkulation kommt in Schwung, die so überaus wichtige Entsorgung von Schlacken wird angeregt. Deshalb bleibt die Haut länger straff und jugendlich. So einfach kann Schönheitspflege sein.

Treiben wir intensiv Sport oder arbeiten körperlich hart, dann kommen wir ins Schwitzen. Über die Poren wird Säure ausgeschieden. Dieser Schweiß kann zeitweise saurer sein als die Ausscheidungen über die Nieren.

PRAKTISCHE TIPPS UND REZEPTE

Sport als Medizin

Wenn Sie nur zusätzlich 2000 Kilokalorien durch Sport oder Bewegung pro Woche verbrauchen, so haben Sie dreifach mehr Schutz gegen Krebs, Herzinfarkt und Schlaganfall.

Im Sitzen werden 250 Kubikzentimeter Sauerstoff pro Minute aufgenommen, beim Spazierengehen das 3–4-Fache, also mehr als 750 Kubikzentimeter, und beim Laufen mehr als 4000 Kubikzentimeter. Mit wachsendem Angebot an Sauerstoff im Blut normalisiert sich Kortisol, das abbauende Hormon der Nebennierenrinde. Der Gehalt des Fibrinogens (ein Eiweißstoff im Blut) wird weniger, dadurch wird aber das Blut fließfähiger, die roten Blutkörperchen erreichen auch noch den hintersten Winkel Ihres Bindegewebes! Dieser erhöhte Sauerstoffdruck verdrängt dann auch Gifte aus dem Blut.

Was Sport alles schafft

Muskeln sind reine Arbeitsorgane, die keine eigene Aktivität in Gang setzen. Doch wenn Sie Ihre Muskulatur in Bewegung halten, wird viel erreicht:
- Der Kreislauf kommt in Schwung.
- Das Herz wird trainiert für höhere Belastung.
- Der Muskelstoffwechsel wird verbessert.
- Der Nährstofftransport im ganzen Körper wird verbessert.
- Der Abtransport von Schlacken und Säuren kommt in Schwung.
- Knochen, Bänder und Sehnen werden gestärkt.
- Osteoporose (Knochenabbau) wird verhindert.
- Die Darmbewegung wird aktiviert und beugt Verstopfung vor.
- Die Nährstoffverarbeitung im Darm wird aktiviert.
- Die Atmung wird verbessert und dadurch Ausscheidung von Kohlensäure.

- Der Zuckerverbrauch wird geregelt, die Entstehung von Diabetes mellitus kann verhindert werden.
- Übergewicht kann abgebaut werden.
- Frohsinn und gute Laune können wieder erreicht werden.
- Das Abwehrsystem wird gestärkt.

Fitness ist immer möglich:
- Gehen Sie wenn immer möglich kleinere Strecken zu Fuß, parken Sie Ihr Auto weiter weg.
- Rasen mähen, Schnee räumen, Gartenarbeit ertüchtigt auch.
- Fenster putzen oder Hausarbeit ist auch Sport.

Bedingungen für körperliche Fitness

1. Die Bewegung sollte 20–30 Minuten dauern, erst dann kommt es zu einem Trainingseffekt auf Herz und Kreislauf.
2. Die Belastung sollte hoch und intensiv genug sein, Sie sollten etwas an Ihre Grenzen gehen. Der Pulsschlag sollte 180 minus Lebensalter sein. Mit 30 Jahren kann der Pulsschlag 150 sein, mit 65 Jahren 115.
3. Die körperliche Aktivität sollte dann dreimal in der Woche sein.

Dies sind die idealen Eckpunkte, die nur manche erreichen, aber zu Ihrer Beruhigung: Wer oft das Auto stehen lässt, möglichst viel Fahrrad fährt, Treppen steigt, statt den Aufzug zu nehmen, der hat schon wesentlich mehr erreicht, als der, der nichts tut.

Zum Schluss: Was soll ich tun?

Das was Ihnen Spaß macht! Und Bewegung muss Freude machen! Wenn Sie sich nur bewegen, weil Sie „müssen", werden Sie nur halben Erfolg in Ihrem ganzen Bemühen haben und auch nicht lange durchhalten. Eine Aufzählung der wichtigsten Alltagssportarten:

PRAKTISCHE TIPPS UND REZEPTE

- hoher Kalorienverbrauch: Skilauf, Skilanglauf, Schwimmen, Laufen, Radfahren (zügig)
- mittlerer Kalorienverbrauch: Schneeschaufeln, Fußball, Bergwandern, Tennisspielen, Tanzen
- geringer Kalorienverbrauch: Teppichklopfen, Holzhacken, Kegeln, Staubwischen, Spazierengehen, Schreibtischarbeit, Klavierspielen, Stricken, Einkaufen

Aerobes und anaerobes Training

Die Sportmedizin unterscheidet zwischen aerobem Training (Training im Sauerstoffbereich) und anaerobem Training (Training im Sauerstoffmangelbereich): Sicherlich haben Sie schon davon gehört, dass man im aeorben Bereich trainieren sollte, insbesondere dann, wenn man Fett abbauen möchte. Dafür sind ganz bestimmte Laktatkonzentrationen einzuhalten.

Je untrainierter Sie am Anfang sind, umso höher ist die Laktatbildung in der Muskulatur, das heißt die Muskelmilchsäurebildung. Je niedriger dieser Wert unter Belastung ist, umso günstiger ist ihr Trainingseffekt und umso höher die Qualität Ihres Fettstoffwechsels. Das wiederum nützt dem oft sehr belasteten Immunsystem.

wichtig

Unter idealen Bedingungen hat das Training eine beruhigende und ausgleichende Wirkung auf die Herzfrequenz. Sie fühlen sich dann insgesamt einfach besser.

Basische Grundrezepte

Basisch Kochen heißt eigentlich nur, die „sauren" Lebensmittel zu reduzieren, und die „basischen" Lebensmittel vermehrt in den Speiseplan einzubauen. Zur Anregung stelle ich Ihnen im Folgenden einige bewährte Grundrezepte aus der Basenküche vor.

Fleisch, Wurst und auch bestimmte Käsesorten, also tierisches Eiweiß, sollten reduzieren werden, um auf den idealen Anteil von 20 Prozent zu kommen. Darüber hinaus muss auch der Zuckeranteil beim Kochen vermindert werden, die Nachteile sind besprochen worden. Andererseits muss ein Gericht Ihnen auch schmecken, muss von Ihnen vertragen werden, die gesündeste Zusammenstellung der Nahrungsmittel nützt allein nichts. Erst dann wird Sie eine Speise auch fit machen. Sind Sie im Kochen bewandert, dann wird es Ihnen leicht fallen, diese Grundsätze umzusetzen. Ein Gericht schmeckt auch mit weniger Fleisch bzw. Familienmitglieder mit mehr Verlangen oder auch Kalorienverbrauch bekommen etwas mehr.

Suppen

Basensuppen sind schnell zubereitet und immer eine gute Möglichkeit, dem Körper die nötigen Basen zuzuführen. Essen Sie Suppen grundsätzlich mit einem kleinen Löffel und lassen sich Zeit dabei. Die Basen-Gemüse-Brühe und die Waldkirchner Basensuppe sind auch gut als basische Suppen für die Fastenzeit geeignet (dann natürlich ohne Brot).

Basen-Gemüse-Brühe

Zutaten für 4 Personen: 500–700 g Gemüse (je nach Jahreszeit gemischt, z. B. Karotten, Sellerieknollen, Fenchel, Petersilienwurzel) · 1 Knoblauchzehe · 1 Zwiebel · 4 Lorbeerblätter · 3 Gewürznelken · Wacholderbeeren · Muskatnuss · Meersalz

Zubereitung: Gemüse mit einer Bürste unter fließendem Wasser gut reinigen und zerkleinern, in den Kochtopf geben, mit Wasser aufgießen und ca. 20 Minuten mehr ziehen als kochen lassen. Dann durch ein Sieb passieren. Diese Brühe wird getrunken oder dient als Grundlage für andere Gerichte.

Waldkirchner Basensuppe

Zutaten für 4 Personen: 150 g rohe Kartoffeln · 250 g Karotten · 100 g Sellerie · 1,5 l Wasser · Majoran · Kümmel · Thymian · Meersalz · 3 EL Sauerrahm · 2 TL Kräuter (Petersilie, Schnittlauch)

Zubereitung: Kartoffeln und Gemüse waschen, schälen, in kleinere Stücke schneiden, Wasser zugeben, ca. 20 Minuten kochen lassen. 10 Minuten vor dem Garwerden Gewürze zugeben. Alles mit einem Mixer pürieren, mit Sauerrahm vollenden, nicht mehr kochen lassen, Kräuter darüberstreuen. Als Beilage kann man altbackenes Brot nehmen, dann bitte gut kauen und einspeicheln.

Kartoffelsuppe mit Fermentgetreide

Zutaten für 4 Personen: 500 g Kartoffeln · 1 Stange Bleichsellerie · 2 Möhren · 0,75 l Gemüsebrühe · 1 EL gekochte Haferkörner · 1 Eigelb · 2 EL Original Kanne Enzym-Fermentgetreide · 50 g Schlagsahne · Petersilie

Zubereitung: Kartoffeln schälen und in Stücke schneiden. Möhren und Sellerie waschen, putzen und zerkleinern. Das Gemüse mit der Gemüsebrühe erhitzen und etwa 20 Minuten köcheln lassen. Danach die Suppe nur leicht pürieren und die gekochten Haferkörner unterheben. Jetzt das Eigelb noch unterrühren, mit Enzym-Fermentgetreide abschmecken. Schlagsahne steif schlagen und Suppe mit Schlagsahne und Petersilie garniert servieren.

Selleriesuppe

Zutaten für 4 Personen: 4 Kartoffeln · 1 Sellerieknolle (fein raspeln) · 1 Zwiebel · Gemüsebrühe · 20 g Butter oder Sonnenblumenöl · 1 Teelöffel Kanne Enzym-Fermentgetreide · Selleriegrün · Petersilie · Schnittlauch · Muskat · Pfeffer

Zubereitung: Zwiebel fein schneiden, in der Butter dünsten, Kartoffeln würfeln und mit Sellerie hinzugeben, mit ca. 1½ l Gemüsebrühe auffüllen und zum Kochen bringen. Mit Gewürzen und Fermentgetreide abschmecken. 40–60 Minuten köcheln lassen, dann im Mixer pürieren. Vor dem Servieren das fein geschnittene Selleriegrün auf die fertige Suppe geben.

Kartoffeln

Kartoffeln kann man auf unterschiedliche Weise zubereiten, zum Beispiel als Bratkartoffeln; dazu passt sehr gut ein grüner oder gemischter frischer Salat. Zu Pellkartoffeln oder Ofenkartoffeln ist Quark eine schmackhafte Beilage.

Pikanter Quarkaufstrich mit Fermentgetreide

Zutaten: 500 g Quark 20 % · 1 TL Meersalz · 2 EL Kanne Enzym-Fermentgetreide · etwas Wasser · Schnittlauch

Zubereitung: Alle Zutaten miteinander in einer Schüssel verrühren, danach so viel Wasser zugeben, dass die Mischung sämig ist. Mit Schnittlauch überstreuen.

Der leckere Quarkaufstrich passt ideal zu den Pellkartoffeln, ist aber auch ein idealer Brotaufstrich.

Kartoffelgratin

Zutaten für 1 Person: 300 g Kartoffeln · 100 ml Milch · 50 g Sahne · etwas Thymian · Meersalz · frische gehackte Petersilie

Zubereitung: Ofen auf 180 Grad vorheizen. Kartoffeln in sehr dünne Scheiben schneiden und in eine geölte Glasform schichten, darüber den Guss. Ca. 30 Minuten backen, bis die Kartoffeln gar sind. Als Zugabe passt gedünstetes Gemüse.

Gemüse

Am besten verwenden Sie beim Kochen heimische Gemüsesorten der jeweiligen Jahreszeit. Spargel mit Kartoffeln ist im Frühjahr ein herrliches Gericht. Falls Sie kein frisches Gemüse bekommen können, nehmen Sie Tiefkühlkost. Der Klassiker ist Spinat mit Kartoffeln und Spiegelei. Etwas aufwendiger, aber sehr lecker sind folgende Gerichte:

Gemüselasagne

Zutaten für 4 Personen: 1 Packung Lasagneblätter · 1 kg Gemüse nach Saison und Geschmack (Blumenkohl, Brokkoli, Möhren, Spargelreste, Gemüsemais, Champignons) · 2 Packungen helle oder auch rote Soße (nach Belieben) · 200 g Sahne · Streukäse

Zubereitung: Gemüse waschen, putzen, in kleine Stücke schneiden. In eine geölten Auflaufform abwechselnd Gemüse und Lasagneblätter einfüllen, mit der Soße (Soße mit Sahne vermischen) auffüllen. Ganz oben eine Gemüseschicht, mit geriebenem Käse bestreuen. Bei ca. 180 Grad 30–40 Minuten backen.

Hirsotto

Zutaten für 4 Personen: 200 g Hirse · 400 ml Gemüsebrühe · 1 Zwiebel · Butter · 400–500 g Gemüse nach Wahl

Zubereitung: Die heiß gewaschene Hirse mit der Gemüsebrühe aufkochen und 20 Minuten köcheln lassen. Die gewürfelte Zwiebel mit etwas Öl oder Butter in der Pfanne rösten und zugeben. Das Gemüse putzen, klein schneiden und in einem Topf oder einer Pfanne gar dünsten. Danach unter die Hirse heben und sofort servieren.

Dazu schmeckt Grüne Soße oder auch Naturjoghurt.

Grüne Soße

Zutaten für 4 Personen: ⅛ l saure Sahne · ⅛ l Joghurt · Meersalz · Saft ½ Zitrone · 1 Tasse frisch gehackte Kräuter (Petersilie, Schnittlauch, Kresse, Zitronenmelisse, Löwenzahn, Sauerampfer, Brennnessel).

Diese Soße ist ideal als Salatdressing, als Soße für Nudelgerichte, Pellkartoffeln oder das Hirsotto.

Reis

Verwenden Sie für Reisgerichte unbedingt ungeschälten Naturreis, der säuert weniger als weißer Reis und enthält noch die wichtigsten Mineralstoffe. Für eine gute Säure-Basen-Balance sollten Sie Reis am besten zusammen mit Gemüse essen.

Geflügel-Reis-Pfanne

Zutaten für 2 Personen: 2 Hähnchenbrustfilets · 1 rote Paprikaschote · 1 Zucchini · 1 Zwiebel · 1 Knoblauchzehe · Olivenöl · 75 g Naturreis · ½ l Gemüsebrühe · Pfeffer

Zubereitung: Hähnchenbrustfilets in feine Streifen schneiden, Paprika entkernen und zerkleinern. Zucchini würfeln, Zwiebel und Knoblauch abziehen und fein hacken. Fleisch in heißem Öl erhitzen, dann entnehmen. Reis in die Pfanne geben, ca. 1 Minute andünsten. Gemüse, Gemüsebrühe und Fleisch zugeben. Alles zugedeckt auf kleiner Stufe ca. 30 Minuten garen lassen.

Nudeln

Wie alle Getreideprodukte säuern auch Nudeln, weshalb man nach Möglichkeit Vollkornnudeln verwenden und diese mit Gemüse kombinieren sollte. Wenn Sie Nudeln mit Tomatensoße machen möchten, nehmen Sie dazu frische Tomaten und Kräuter. Sehr schnell lassen sich Nudeln mit Olivenöl und gebrauchsfertigem Pesto zubereiten.

Spaghetti mit Gemüse

Zutaten für 4 Personen: 400 g Vollkorn-Spaghetti · Olivenöl ·
2 Knoblauchzehen · ca. 1 kg gemischtes Gemüse · Gemüsebrühe ·
Thymian · Meersalz · Pfeffer

Zubereitung: In einer großen Pfanne oder im Wok den gepressten
Knoblauch in Olivenöl dünsten. Das Gemüse und den Thymian dazugeben und mitdünsten. Mit Gemüsebrühe ablöschen, bissfest garen.
Spaghetti al dente kochen. Dann mit dem Gemüse mischen.

Salate

Salate können natürlich nach Belieben immer dazu gegessen werden.
Hier können Sie Ihrer Fantasie freien Lauf lassen, passend zur Jahreszeit bzw. zu Ihrer Einkaufsmöglichkeit. Hier ein Beispiel:

Weißkrautsalat

Zutaten für 4 Personen: 1 kleiner Kopf Weißkohl · 1 gestr. TL Meersalz ·
125 g durchwachsener Speck · 1 Tasse Gemüsebrühe · 1 TL Kümmel ·
1 Prise Zucker · 1 große Zwiebel · ½ Knoblauchzehe · 0,2 l Brottrunk ·
2 EL Kanne Enzym-Fermentgetreide

Zubereitung: Kohlkopf halbieren, die Außenblätter und den Strunk
entfernen. Den Kohl ganz fein hobeln oder schneiden und in eine große Schüssel geben. Mit Salz bestreuen und kräftig durchkneten. Den
Speck fein würfeln und in der Pfanne anbraten. Mit Gemüsebrühe
aufgießen. Kümmel und Zucker zugeben. Kurz ziehen lassen und über
das Kraut geben. Zwiebel und Knoblauchzehe schälen und fein reiben
oder würfeln. Mit dem Brottrunk und dem Fermentgetreide unter
den Salat haben. Gut durchziehen lassen.

PRAKTISCHE TIPPS UND REZEPTE

Getreidebrei

Wesentlich bekömmlicher als Frischkornbreie ist folgender gekochter Getreidebrei:

Hafer-Dinkel-Brei

Zutaten: 1–2 EL Hafer · 1–2 EL Dinkel (aus biologischem Anbau), alternativ: fertige Haferflocken · 2–3 Tassen kaltes Wasser · zerkleinertes Frischobst · Rosinen oder Nüsse.

Zubereitung: Hafer und Dinkel in der Mühle frisch schroten, in einen Topf mit kaltem Wasser geben, unter ständigem Rühren kurz aufkochen lassen. Dazu nach Belieben das zerkleinertes Frischobst, Rosinen oder Nüsse geben. Bei der Zubereitung können natürlich eigene Geschmacksrichtungen und Empfindlichkeiten für Getreidesorten einfließen. Gekochter Getreidebrei ist auch wesentlich verträglicher für Magen-Darm-Erkrankungen. Auch die Wärme allein ist für Betroffene bereits eine Wohltat.

Basische Getränke

Als Beispiel für einen „Blutreinigungstee" möchte ich eine in meiner Praxis bewährte Teemischung angeben, die auf alle Ausscheidungswege mild einwirkt. Dieser Tee ist auch für die Fastenzeit sehr zu empfehlen.

BASISCHE GRUNDREZEPTE

Blutreinigungstee

Zutaten: Lindenblüten · Fenchel · Schafgarbe · Gänsefingerkraut · Melisse · Salbei · Zinnkraut zu gleichen Teilen zu 20 Gramm mischen.

Zubereitung: Für 1 Liter ca. einen gehäuften Teelöffel, 3 Minuten ziehen lassen. Es soll ein „heller" Tee werden, der nicht als Genussmittel, sondern als Reinigungstee wirken soll.

Als energetische Schubhilfen wirken folgende Getränke.

Vitaldrink mit Brottrunk

Zutaten für 2 Personen: 0,2 l Kanne Brottrunk · 0,2 l Gemüsesaft · 0,1 l Karottensaft

Zubereitung: Brottrunk mit Gemüse- und Karottensaft gut verrühren und kühl servieren.

Brottrunkschorle

Zutaten: 0,1 l Kanne Brottrunk · 0,1 l Mineralwasser · 0,1 l Apfelsaft oder Fruchtsaft nach Belieben · evtl. Eiswürfel

Zubereitung: Brottrunk, Wasser und Saft gut verrühren und nach Belieben Eiswürfel zugeben.

Basenvitamincocktail

Zutaten: 1 Teelöffel Bullrichs Vital Pulver · ¼ Teelöffel Vitamin C · ¼ l Wasser

Zubereitung: Die beiden Pulver in dem Wasser auflösen und zwischendurch trinken.

PRAKTISCHE TIPPS UND REZEPTE

So erhalten Sie Ihre Basenkraft

Wir alle wissen, dass wir etwas dafür tun müssen, wenn wir unsere Fitness und unser Wohlbefinden steigern möchten. Wenn Sie die Ernährungsempfehlungen aus diesem Buch befolgen, ist das aber gar nicht so schwer. Hier kommen noch einige abschließende Motivationshilfen und praktische Ratschläge.

Ernährung unterwegs. Wenn Sie sich einmal entschlossen haben, fit werden zu wollen oder auch zu bleiben, brauchen Sie etwas Disziplin und Überlegung. Die normale Ernährung ist zucker- und eiweißreich, jedoch oft gemüsearm. Sind Sie also öfters unterwegs, müssen Sie etwas vorsorgen. Obst können Sie mitnehmen oder überall unterwegs kaufen. Am Frühstücksbüffet können Sie meist entsprechend auswählen für eine gute Zusammensetzung. Eine Wasserflasche sollten Sie immer dabei haben für einen Schluck zwischendurch. Beim Mittag- oder Abendessen bevorzugen Sie Gemüse- oder Kartoffelgerichte. Bei gesellschaftlichen Anlässen gibt es meist ein kaltes und warmes Büffet, die Auswahl bestimmen Sie selbst. Gibt es ein mehrgängiges Menu, so lassen Sie einfach ein oder zwei Gänge ausfallen, bestellen Sie Gemüse und Kartoffeln als Basenbeilage nach.

Ernährungsgewohnheiten umstellen. Leben heißt, sich freuen, auch mal an einem Stück Schokolade oder einem Glas Bier. Auch der zu Essigsäure werdende Alkohol, in Maßen genossen, wird verarbeitet und hat noch niemanden geschadet. In Berichten von Hundertjährigen heißt es oft bei der Frage nach dem Lebenselixier: täglich 1 Gläschen Wein oder Bier. Es ist aber das Schwierigste, eingefahrene Lebensgewohnheiten zu verändern. Bestimmte Ernährungsgewohnheiten erfährt man sowieso nicht in der Sprechstunde. Vor Kurzem musste ich eine Patientin dringlich bei einer Gallenkolik besuchen. Nach einem Erstbesuch mit der Gabe krampf- und schmerzstillender Medikamente war ein Zweitbesuch nötig. Die Medikamente hatten bei der entzündeten Steingallenblase (wie sich bei der Operation herausstellte) leider keine große Wirkung gehabt. Die Krankenhauseinweisung mit Entfernung der Gallenblase war notwendig. Was hatte aber die Patientin in der Zwischenzeit getrunken? Zuckerlimonade stand auf dem Tisch, weil sie Wasser und Tee nicht mag. Und diese wurde natürlich vorher auch schon getrunken, und war sicher ein Baustein für die Steinentstehung.

So gelingt die Umstellung

Wie Sie jetzt wissen, ist das harmonische Gleichgewicht im Säure-Basen-Haushalt die ideale Grundlage für alle Vorgänge im gesamten Organismus. Sie sind demnach bestens gerüstet, um Ihren persönlichen Schritt zu machen und ganz bewusst einen neuen Weg zu beschreiten. Und es ist nie zu spät: Selbst eine starke Übersäuerung des Körpers lässt sich wieder zurückführen. Wenn es allein durch die Ernährung und Lebensweise nicht funktioniert, unterstützen Sie Ihren Körper gezielt mit basischen Nahrungsergänzungsstoffen. Unzählige Patientenbeispiele belegen die guten Erfolgsaussichten.

- Legen Sie regelmäßig bewusst einen Basentag ein. Wenn Sie dafür immer einen festen Wochentag nehmen, wird es leichter zur Gewohnheit.
- Führen Sie Tagebuch: Schreiben Sie sich auf, was nicht gut war, und stellen Sie sich eigene Lebensregeln auf. So können Sie in Zukunft Fehler vermeiden.
- Ernähren Sie sich bewusst, sorgen Sie für reichlich Bewegung und trinken Sie viel Wasser! So erreichen Sie eine gesunde Basis und müssen nicht mehr so schnell mit Gesundheitsproblemen in der Arztpraxis oder gar im Krankenhaus erscheinen!

Erfolgskontrolle

Am besten motivieren die positiven Effekte. Welche Veränderungen stellen Sie bei sich fest?
- Sie müssten sich frischer fühlen.
- Sie sollten sich fitter fühlen.
- Sie sollten nicht mehr so müde sein.
- Sie sollten schon besser geschlafen haben.
- Sie sollten schon leistungsfähiger geworden sein.
- Sie sollten klarer aus den Augen schauen können.
- Sie sollten Ihre glattere Haut bewundern können.
- Sie sollten festere Muskeln haben.
- Sie sollten einen besseren Stuhlgang haben.
- Sie sollten schon alte Beschwerden vergessen haben.
- Sie sollten vielleicht auch schon Gewicht verloren haben.

Je öfter Sie zustimmen können, umso erfolgreicher waren Sie!

Leben Sie Ihre basische Fitness – jetzt

Ich habe Ihnen aus meiner langjährigen Praxiserfahrung Ratschläge für Ihre persönliche Gesundung im Säure-Basen-Gleichgewicht gegeben. Wie Sie stehe ich auch mitten im Leben. Deshalb weiß ich, dass Sie vielleicht nicht alles sofort umsetzen können. Lassen Sie sich dadurch nicht entmutigen – verstehen Sie die Ratschläge als Richtschnur für Ihr persönliches Wohlergehen. Sie spüren selbst, wann es an der Zeit ist, wieder etwas für die eigene Gesundheit zu tun.

In Anbetracht der großen Schwierigkeiten im Gesundheitswesen und der Gesundheitsreform rate ich jedem Patienten dringlich, seine eigene Gesundheit selbst in die Hand zu nehmen, und nicht darauf zu warten, bis er „gesundet" wird!

Und eines ist sicher: Haben Sie Ihren Körper erst einmal aus der Säurefalle befreit und spüren die daraus resultierende Energie, so werden Sie diese geistige und körperliche Vitalität nicht mehr missen wollen! Ich wünsche Ihnen auf Ihrem ganz persönlichen Weg alles Gute und viel Erfolg!

Oft gestellte Fragen

An dieser Stelle sollen einige oft gestellte Fragen zur allgemeinen Erläuterung beantwortet werden.

Wie lange soll man sich entsäuern?

Dies ist fast die bedeutsamste Frage. Entsäuerung muss lebenslang durchgeführt werden, sie soll gleichsam eine Lebenseinstellung sein. Wichtig aber ist, dass alles ungezwungen bleibt, es darf kein Gesicht verbissen sein – „ich muss entsäuern", sonst wiegt die seelische Seite zu stark negativ. Sie können ruhig zeitweise „locker" dahinleben. Sie werden aber nach einer gewissen Zeit merken, dass sich vergangene Beschwerden wieder einstellen, und werden sich dann gerne der erlernten Verhaltensregeln erinnern.

Kann die Entsäuerung auch Nachteile haben?

Grundsätzlich hat eine Entsäuerung keine nachteiligen Wirkungen. Es kann jedoch anfangs vorkommen, dass durch den veränderten pH-Wert des Urins, der lange beim pH-Wert 5 und 6 war und jetzt oftmals bei 7 ist, eine alte, nicht ausgeheilte Nierenentzündung aufflackern kann. Dies ist kein Nachteil, irgendwann zu einer unpassenden Zeit wäre diese sicher ohnehin aufgetreten. Haben Sie Beschwerden und lässt sich eine Entzündung im Urin feststellen, so unterbrechen Sie die Einnahme der Basenmedikamente, es kann sogar vorübergehend ein Antibiotikum notwendig sein, um die alte Entzündung sicher auszuheilen. Danach dürfen Sie wieder entsäuern.

Welche Möglichkeit der Entsäuerung ist die beste?

Die Grundlage soll eine ausgewogene Ernährung sein, daneben dienen die verschiedenen Mineralgemische als Nahrungsergänzung. Herausgestellt wurden die zwei Hauptwege der Entsäuerung:
- Zufuhr von Natriumbicarbonat, das zur Neutralisierung von Salzsäure führt und
- die Zufuhr von Milchsäure im Brottrunk nach Kanne, die Säuremoleküle biochemisch „verbrennt". Ähnlich wirkt auch die Zufuhr von Zitronensäure in Mineralgemischen.

Welche Krankheitszeichen deuten auf eine Übersäuerung hin?

Zum besseren Verständnis sind hier die wichtigsten Krankheitszeichen von Kopf bis Fuß zusammengestellt. In der Humoraldiagnostik (dem Erkennen von Krankheiten aus der Säftelehre), einer diagnostischen Möglichkeit, die schon von Ärzten in der Antike angewandt wurde, können wir dies wie in einem Bilderbuch ablesen:
- **Kopfbereich:** häufige Kopfschmerzen ohne ersichtliche Ursache; blasse Gesichtsfarbe; empfindliche Augen mit Entzündungen der Bindehaut, der Hornhaut und der Lidränder; häufige Erkältungen und Stirn- und Nasennebenhöhlenentzündungen; vergrößerte Mandeln und wiederkehrende Mandel- und Halsentzündungen; Polypen; allergische Reaktionen; empfindliche Reaktionen der Zähne auf kalte und heiße Speisen; Zahnkaries; wechselnde Zahnschmerzen ohne Befund (Neuralgien); Zahnfleischentzündungen und Zahnfleischschwund; Einrisse im Mundwinkel.

- **Brustbereich:** Bronchialerkrankungen; Entzündungen und unklare Schwellungen der weiblichen Brustdrüse, auch beim Stillen; unklarer Herzdruck ohne krankhaften EKG-Befund.
- **Bauchbereich:** Sodbrennen mit saurem Aufstoßen; Magenkrämpfe, Magenschmerzen und Magenschleimhautentzündungen bis hin zum Magengeschwür; Gallenstein; Darmkrämpfe; Brennen beim Stuhlgang, Bildung von Analekzemen; Stuhlentfärbung als Zeichen einer Leberschwäche; Reizblase; Nieren- und Blasenstein; ständig übersäuerter Urin.
- **Wirbelsäule und Gelenke:** Osteoporose (Kalkmangel durch Calciumabbau im Knochen); Neigung zu spontanen Knochenbrüchen bei älteren Menschen; verzögerte Heilung nach Knochenbrüchen; Rheuma, besonders Weichteilrheuma; Arthrose; Arthritis; Wirbelverschiebungen; Bandscheibenvorfall; Wirbelsäulensyndrom.
- **Haut und Anhangsgebilde:** Akneerkrankung; Schweißgeruch durch übersäuerten Schweiß; trockene Haut mit Neigung zu Hautentzündungen; Entzündungen und Ekzembildungen der Körperöffnungen; Hautpilzerkrankungen; wechselnder Juckreiz bis hin zum Nesselfieberausschlag; Brüchigkeit von Nägeln und Nagelverformungen.
- **Nervensystem:** Antriebsschwäche; Energielosigkeit; Traurigkeit ohne Grund mit depressiven Verstimmungen und Selbstmordgedanken; Reizbarkeit mit Aufbrausen; nervlich geringe Belastbarkeit mit innerer Unruhe, Schreckhaftigkeit und Überempfindlichkeit; häufige Neuralgien; Schlaflosigkeit.
- **Allgemeiner Energiezustand:** chronische Müdigkeit, Ermüdbarkeit selbst nach längerer Schlafphase; Antriebsschwäche; ein Gefühl der Schwere in Armen und Beinen; kalte Hände und Füße; erhöhte Anfälligkeit für Infektionen (wie z. B. Erkältungen, Halsentzündungen, Bronchitiden).

Service

Alle angegebenen Ratschläge können und werden Sie schon sehr weit auf Ihrem Entsäuerungs- bzw. Gesundungsweg bringen. Aus meiner Erfahrung möchte ich Ihnen einige Nahrungsergänzungsmittel vorschlagen, die ich auch meinen Patienten in der Praxis empfehle. Es sind Produkte, die ohne Zusatzstoffe in Kapseln gefüllt oder gepresst wurden, und damit auch wieder für Allergiker geeignet sind.

Nahrungsergänzungsmittel

hypo-A GmbH – Die gesunden Nahrungsergänzungen
Kücknitzer Hauptstr. 53
23569 Lübeck
Tel.: 0451/307 21 21
info@hypo-A.de
www.hypo-A.de

Besondere Produkte für die Säure-Basen-Fitness:
- Magnesium-Calcium-Kapseln
- Kalium spe Kapseln
- 3-Symbiose und 3-Symbiose plus Kapseln zur Darmregeneration

Vita-Bon B.V. Holland
Franciscanerstraat 8
NL-6462 CN Kerkrade
Tel.: 003145/535 40 94
www.vitabon.com

Besondere Produkte für die Säure-Basen-Fitness (Zusammenstellung von einem deutschen Apotheker):
- Oxy-Bon plus Kapseln: Entgiftung und Regenerierung der Leber und Nieren von Toxinen, Steigerung des Immunsystems durch antivirale und antibakterielle Eigenschaften
- Calci-Bon Kapseln: Calciumcitrat, Magnesiumorotat und Zinkgluconat für Knochen- und Energieaufbau
- MC-Bon 1,2,3 Kapseln: Kombination zur natürlichen Entgiftung von Schwermetallen und Chemikalien aus dem Bindegewebe und dem zentralen Nervensystem
- Paratoxi-Bon Kapseln: Kombinationsmittel aus Pflanzenextrakten zur Entgiftungstherapie und zum Wiederaufbau erkrankter Darmflora
- Reducto-Bon plus Kapseln: Kombinationsmittel aus Pflanzenextrakten zur Gewichtsreduktion und zur Regulierung des Heißhungergefühl, zur Reduzierung der Fetteinlagerung in die Fettzellen
- Stress-O-Bon Tabletten: Kombinationsmittel zur Unterstützung von Stressabbau, zur körperlichen Leistungssteigerung, zur Abwehrsteigerung

Hersteller des Kanne-Brottrunks:

Kanne Brottrunk GmbH & Co. Betriebsgesellschaft KG
Bahnhofstr. 68
59379 Selm-Bork
Tel.: 02592/974 00
info@kanne-brottrunk.de
www.kanne-brottrunk.de

Adresse für Sander-Urin-Test:
Labor Dr. Bayer
Bopserwaldstraße 26
70184 Stuttgart
Tel.: 0711/164180
www.labor-bayer.de

Bücher zum Weiterlesen

Lohmann M. **Das Säure-Basen-Kochbuch.** 3. Aufl. Stuttgart: TRIAS; 2010

Rauch E. **Die Darmreinigung nach Dr. F. X. Mayr.** Wie Sie richtig entschlacken, entgiften und entsäuern. Stuttgart: TRIAS; 2011

Rauch E, Mayr P. **Die Kohlenhydrat-Lüge.** Stuttgart: TRIAS; 2011

Rauch E, Mayr P. **Für Beruf & Alltag: Milde Ableitungsdiät.** Schnell und einfach: Wie Sie mit der Erfolgsmethode abnehmen, den Darm entlasten und den ganzen Körper straffen. 3. Aufl. Stuttgart: TRIAS; 2011

Worlitschek M, Mayr P. **Säure-Basen-Einkaufsführer.** So finden Sie die richtigen Nahrungsmittel für ein gesundes Gleichgewicht. 2. Aufl. Stuttgart: Haug; 2009

Register

A

Alkalose 17
Alkohol 30
Allergie 51
Amalgam 58
Amalgamausleitung 59
Asthma 51
Atmung 22
Augenbindehaut 35
Ausleitung 76
Ausscheidungsorgane anregen 76
Azidose 86

B

Badekur 83
Baden 85
Bad Füssing 83
Bad Griesbach 83
Basalmembran, verdickte 26
Basen 13
Baseneinlauf 86
Basenmineralmischung 88
Basenpulver-Mischung nach Sander 94
Basensalbe 87
Basensuppe 113
Basentag 123
Bauchspeicheldrüse 23, 105
Bewegung 109, 111, 123
Bindegewebe 24, 25
Bittersalzlösung 77
Blut 21, 23
– pH-Wert 14
  – Messung 39
Blutarmut 35
Blutdruck, hoher 82, 91
Blutreinigungstee 120
Bluttitration 39, 57, 59
Blutzuckerspiegel 105
Brausebad 85
Brot 73
Brottrunk 100, 102, 126
Bullrich Salz 95

C

Calcium 50, 91
Candida-Pilze 19
Cellulitis 24

D

Darmbakterien 19
Darmreinigung 77
Darmreinigungskur 47
Darm, Selbstvergiftung 19
Darmstörung 20
Darmzotten 19
Dehydratation 80
Dialyse 52
Dickdarm 19
Dünndarm 19
Durchblutung 109
Durchfall 19
Dystonie, vegetative 47

E

Eisen 94
Eiweißkonsum, erhöhter 26
Energiegewinnung, Blockaden 30
Entsäuerung 125
Entsäuerungsbad 84
Entsäuerungsbehandlung 61
Entsäuerungskur, pH-Wert 38
Entsäuerungsmineralien 15, 21
Entsäuerungstherapie 45
Erfolgskontrolle 124
Ermüdung, vegetative 107
Ernährung 16
– Fehler 67
– umstellen 63
– unterwegs 122
– zuckerarme 19
Ernährungsgewohnheiten umstellen 123

REGISTER

F
Fasten 75
Fasteneuphorie 77
Fäulnisgeruch 36
Fertigpräparate 94
Fettsäuren, ungesättigte 74
Fettzelle 25
Fibrinogen 110
Fibrinogenspiegel 60
Fibroblasten 25
Fieber 55
Fisch 74
Fleisch 73
Flüssigkeit, extrazelluläre 23

G
Gallenblase 23
Gärung, krankhafte 20
Gehirn, Durchblutungsstörungen 47
Gelose 86
Gemüse 74, 116
Getränke, basische 120
Getreidebrei, gekochter 120
Gewürze 74
Glukagon 105
Grundrezepte, basische 113

H
Haar 34
Harnsäure 49, 75
Harnstoff 23
Haut 32
Hauterkrankung 51
Hautfarbe 32
Heilreaktionen 75, 97
Heilwasser 81, 84
– natriumbicarbonathaltiges 60
Heißhungerattacke 106
Herzinfarkt 60
Herzmuskel 101
Heuschnupfen 51
Hirninfarktrisiko 60
Histamin 26
Homotoxine 50

Hörsturz 48, 56
Humoraldiagnostik 32, 126
Hyperinsulinismus 104
Hypoglykämie 106

I
Insulin 105, 106

K
Kaffee 107
Kaiser-Friedrich-Quelle 83
Kalium 89, 90
Kaliumtherapie 90
Karies 58
Kartoffeln 73, 115
Kinderkrankheiten 55
Knochenabbau 92
Kochsalz 17, 82, 91
Kohlensäure 16, 17
Kopfschmerzen 126
Körperflüssigkeiten, pH-Werte 18
Kostzusammenstellung 71
Krankheitszeichen 126
Krebskrankheit 56
Kwass 100

L
Laktat 101
Laktatkonzentration 112
Laktatmessung 42
Leaky-Gut-Syndrom 51
Leber 23
Lebererkrankung 47, 101
Leberwickel 87
Lunge 22
Lymphe 23

M
Magen 17
Magenerkrankung 46
Magensäure 99
Magenschleimhautentzündung 46
Magenschmerzen 127
Magnesium 93

Mahlzeit, fettreiche 30
Massagetherapie 86
Mastzellen 25
Matrix 24
Migräne 60
Milchsäure 30, 101, 126
Milchsäuremessung 42
Mineralien 15
Mineralstoffe, Verlust 72
Mineralwasser 81
Müdigkeit 127
Mund 35
Mundgeruch 36
Muskulatur 108, 110

N
Nägel 34
Nahrungsmittel, Säure-Basen-Wertigkeit 69
Natrium 91
Natriumbicarbonat 17, 85, 86, 95, 97, 126
Natriumhydrogencarbonat 17, 23, 95
Natronsalbe 87
Nervenkrankheiten 54
Neurodermitis 101
Niere 22, 37, 52
Nudeln 73, 118

O
Obst 74
Obsternährung 65
Ohr 48
Ohrensausen 48
Ohrgeräusche 56
Organe, basenliebende 18, 23
Osteoporose 49, 51, 92, 127

P
Parasympathikus 29
Parodontitis 59
pH-Messstreifen 37
pH-Regulation 23
pH-Skala 13

pH-Wert
– Blut 14, 21
– Magensäure 99
– Urin 125
Phytin 67
Präparate, pflanzliche 97
Proteoglykane 26
Protonenpumpenblocker 46
Pufferkapazität 14, 21, 39

R
Reis 73
Reisgericht 118
Reizdarm 46
Rheumaerkrankung 19
Rohkost 65
Rückenschmerzen 20

S
Salat 119
Salzsäure 17
Sauerstoff 21, 30
Sauerstoffaufnahme 109
Sauerstoffmangel 45
Saunabad 85
Säure 13
– Stärke 13
Säureausleitung 78
Säureausscheidung 37
Säure-Basen-Gleichgewicht 15
Säure-Basen-Haushalt, Wechselwirkungen 29
Säure-Basen-Zustand, Urin 78
Säurebelastung, Niere 69
Säureblocker 46, 98
Säurestarre 76
Schüßler-Salze 98
Schwangerschaft 55
Schwindelzustand 40
Serumkalium 90
Sodbrennen 17, 46, 97, 127
Spannungskopfschmerz 60
Speichel-pH-Wert 58

REGISTER

Sport 109
- Kalorienverbrauch 112
Staatl. Fachingen Heilwasser 82
Stärke 105
Stoffwechselschlacke 24
- puffern 76
Stoffwechselübersäuerung 45
Stuhlgang 21
Suppe 113
Süßigkeiten 58, 105
Sympathikus 29

T

Tee 120
Thermalquelle 83
Tinnitus 48, 56
Training, aerobes u. anaerobes 112
Tränenflüssigkeit 35

U

Übersäuerung 42, 123
- Krankheitszeichen 126
- Schweregrad 27
Unterzuckerung 106
Urinmessung nach Sander 40
Urin, pH-Wert 37, 125

V

Verdauungskraft 17, 68
Vitamin B1 30
Vitamin D 50
Vollkorn 67
Vollkornnudeln 118
Vollwerternährung 65

W

Wasser 79, 80
Wassermangel 80
Wasserstoffion 13
Wechseljahre 50
Weichteilrheuma 48, 127
Wickel 87
Wirbelsäulenerkrankung 48
Wurst 73

Z

Zahnfleisch 59, 126
Zink 92
Zitronensäurezyklus 30
Zucker 104, 106
Zunge 35
Zwölffingerdarm 19

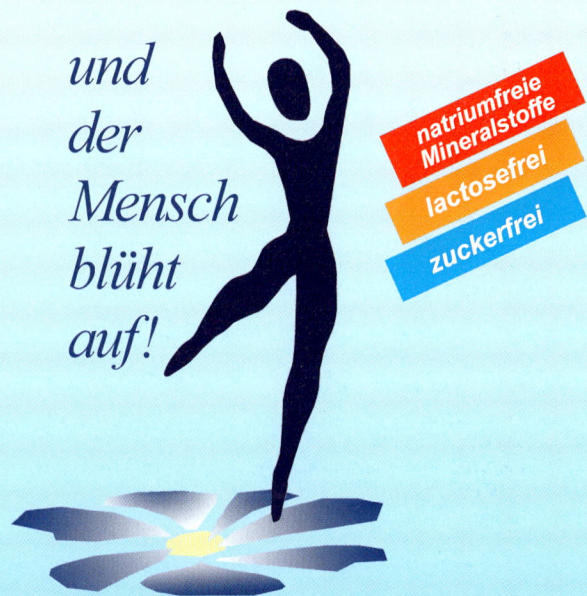

Basosyx

entsäuert…

und der Mensch blüht auf!

- **natriumfreie Mineralstoffe**
- **lactosefrei**
- **zuckerfrei**

- **Basische Mineralien**
- **Zink**
- **Spargelpulver**
- **Spirulinaalgenpulver**

Zutaten: Calciumcarbonat, Magnesiumcarbonat, Füllstoff Cellulose, Zinkgluconat, Füllstoff Carboxymethylcellulose, Kaliumcitrat, Trennmittel Magnesiumsalze von Speisefettsäuren, Spirulinaalgenpulver, Spargelpulver.

Nahrungsergänzungsmittel   Syxyl, 50670 Köln
www.syxyl.de

IMPRESSUM

Bibliografische Information
der Deutschen Nationalbibliothek

Die Deutsche Nationalbibliothek verzeichnet diese Publikation in der Deutschen Nationalbibliografie; detaillierte bibliografische Daten sind im Internet über http://dnb.d-nb.de abrufbar.

Programmplanung: Uta Spieldiener
Redaktion: Anne Bleick

Umschlaggestaltung und Layout:
CYCLUS Visuelle Kommunikation
Umschlagfoto: istockphoto
Fotos im Innenteil:
istockphoto: S. 3; Barbara Helgason-Fotolia.com: S. 4, 12; Ewa Kubicka-Fotolia.com: S. 43; Vladimir Liverts-Fotolia.com: S. 62; Jochen Scheffl-Fotolia.com: S. 31; snaporama.Fotolia.com: S. 103

Zeichnungen: kaltnermedia GmbH, Bobingen: S. 13, 41; Christine Lackner, Ittlingen: S. 20

5. vollständig überarbeitete Auflage

© 2004, 2011 TRIAS Verlag in
MVS Medizinverlage
Stuttgart GmbH & Co. KG
Oswald-Hesse-Straße 50, 70469 Stuttgart

Printed in Germany

Satz: kaltnermedia GmbH, Bobingen
gesetzt in: InDesign CS5
Druck: Offizin Andersen Nexö Leipzig GmbH, Zwenkau

Gedruckt auf chlorfrei gebleichtem Papier

ISBN 978-3-8304-3884-7

Wichtiger Hinweis: Wie jede Wissenschaft ist die Medizin ständigen Entwicklungen unterworfen. Forschung und klinische Erfahrung erweitern unsere Erkenntnisse, insbesondere was Behandlung und medikamentöse Therapie anbelangt. Soweit in diesem Werk eine Dosierung oder eine Applikation erwähnt wird, darf der Leser zwar darauf vertrauen, dass Autoren, Herausgeber und Verlag große Sorgfalt darauf verwandt haben, dass diese Angabe dem **Wissensstand bei Fertigstellung des Werkes** entspricht.

Die Ratschläge und Empfehlungen dieses Buches wurden vom Autor und Verlag nach bestem Wissen und Gewissen erarbeitet und sorgfältig geprüft. Dennoch kann eine Garantie nicht übernommen werden. Eine Haftung des Autors, des Verlags oder seiner Beauftragten für Personen-, Sach- oder Vermögensschäden ist ausgeschlossen.

Geschützte Warennamen (Warenzeichen) werden **nicht** besonders kenntlich gemacht. Aus dem Fehlen eines solchen Hinweises kann also nicht geschlossen werden, dass es sich um einen freien Warennamen handelt.

Das Werk, einschließlich aller seiner Teile, ist urheberrechtlich geschützt. Jede Verwertung außerhalb der engen Grenzen des Urheberrechtsgesetzes ist ohne Zustimmung des Verlags unzulässig und strafbar. Das gilt insbesondere für Vervielfältigungen, Übersetzungen, Mikroverfilmungen und die Einspeicherung und Verarbeitung in elektronischen Systemen.

1 2 3 4 5 6